BACOPA VERLAG

Haftung: Alle Angaben in diesem Buch sind nach bestem wissenschaftlichen Können des Autors gemacht. Weder der Verfasser noch der Verlag können für Angaben über Dosis und Wirkung Gewähr übernehmen. Es bleibt in der alleinigen Verantwortung des Lesers, diese Angaben einer eigenen Prüfung zu unterziehen. Auf die geltenden gesetzlichen Bestimmungen wird ausdrücklich hingewiesen.
Alle Rechte, insbesondere die des Nachdrucks, der Übersetzung, des Vortrags, der Radio- und Fernsehsendung und der Verfilmung sowie jeder Art der fotomechanischen Wiedergabe, der Telefonübertragung und der Speicherung in Datenverarbeitungsanlagen und Verwendung in Computerprogrammen, auch auszugsweise, vorbehalten.

© 2012 BACOPA Handels- & Kulturges.m.b.H., BACOPA Verlag
4521 Schiedlberg/Austria, Waidern 42
office@bacopa.at, verlag@bacopa.at
www.bacopa.at

Coverfoto Läufer: Artem Mykhailichenko, Fotolia.com

Printed in EU
ISBN 978-3-901618-80-2
Alle Rechte vorbehalten
2. Auflage, 2015

Siegfried Wintgen

Sporternährung aus der Sicht der TCM

BACOPA VERLAG

Inhalt

1. Vorwort 7
2. Danksagung 9
3. Einleitung 10
4. Die Grundlagen der Ernährung aus der Sicht der TCM 12
   - 4.1. Das energetische Temperaturverhalten 13
   - 4.2. Geschmacksrichtungen 15
   - 4.3. Funktionskreisbezug 17
   - 4.4. Wirkrichtungen 18
   - 4.5. Ernährungsempfehlungen und Ernährungsfehler aus der Sicht der TCM 19
   - 4.6. Spezielle Aspekte 23
5. Yin und Yang 25
6. Die Fünf Elemente 35
7. Die Substanzen aus der Sicht der TCM 48
   - 7.1. Die Grundarten des Qi 52
   - 7.2. Die Umwandlungen von Qi 55
   - 7.3. Das Blut (Xue) 57
   - 7.4. Die Körperflüssigkeiten (Jinye) 57
8. Qi-Anpassung als Trainingseffekt 60
9. Energiebereitstellung aus westlicher Sicht 63
10. Spezifische Beachtung der Wirkung der Ernährung auf die Wandlungsphasen 84
    - 10.1. Funktionskreis Milz-Magen 84
    - 10.2. Funktionskreis Lunge 86
    - 10.3. Funktionskreis Leber 87
    - 10.4. Funktionskreis Niere 88
    - 10.5. Funktionskreis Herz 89
11. Aspekte, die sich negativ auf die Wandlungsphasen auswirken 90
12. Die Umsetzung der Sporternährung aus der Sicht der TCM 91
    - 12.1. Leistungsgruppen 93
    - 12.2. Sportartspezifische Einteilung 94
    - 12.3. Die wettkampfspezifischen Aspekte 95
    - 12.4. Sporternährung in der Praxis aus westlicher Sicht 97

13. Aufgaben der einzelnen Mahlzeiten am Tag 103

Frühstück 103

    Gebratene Polenta mit Avocado und Tomaten 104
    Apfel-Nusspfannkuchen mit Buchweizen 105
    Hirsebrei mit Karotte und Pastinake 106
    Milchreis mit Kürbis 107
    Hafer-Müsli 108
    Süße Erdäpfel-Mohnlaibchen mit gebratenen Feigen 109
    Buchweizenpalatschinken mit Linsenpüree und Frühlingslauch 110
    Hühnerbrühe mit Reis und Linsen 112
    Hafer-Curry mit Fisch 114
    Rundkornreis mit Marille 115
    Dinkelbrei mit Kumquats 116
    Haferbrei mit Kürbis 117
    Dinkelcrépes mit Nussfüllung 118
    Gemüsesuppe mit Dinkelschrot 119
    Hirsemüsli mit Früchten und Mandeln 120

Mittagessen, wenn nachmittags Training folgt 121

    Quinoa mit Yamswurzel und getrockneten Tomaten 122
    Gratinierte Lachsschnitzel mit wildem Reis 124
    Gedämpftes Lachsfilet mit Fenchel 125
    Forellensüppchen mit Gemüse und Süßreis 126
    Kräuternudeln mit Amarantbolognese 128
    Curry von Linsen, Erdäpfel, Gerste 130
    Zanderlaibchen mit Hirse 131
    Gefüllter Sellerie mit Ingwerkarotten und Buchweizen 132
    Satéspießchen mit Erdnusssauce und Kamut 134
    Zanderfilet auf Kräuterpüree 136
    Bohnen-Dinkel-Chili 137
    Bulgur mit Grünkohl und gebratener Forelle 138
    Kichererbsen mit Tomaten 139
    Lammhüfte mit Dinkellaibchen und Paprikasauce 140
    Seesaibling mit Ofenreis 142
    Lasagne von Tempeh und Forelle 143

Abendessen nach dem Training 144
    Pochierter Lungenbraten mit Gewürzsud und Erdäpfelwürfeln 145
    Hirsenudeln mit gebratenem Gemüse und Wachtelei 146
    Rindfleisch, Süßkartoffelpüree und gebratener Fenchel 148
    Tomatengnocchi mit Spargel und Kräutersauce 150
    Tafelspitz mit Kräuterschaum und Erdäpfelschmarrn 152
    Karotten-Ingwersuppe mit Huhn 154
    Huhn aus dem Aromadampf mit Kräuterrisotto 156
    Erdäpfel-Brennnesselsuppe mit pochiertem Ei 157
    Melanzane gefüllt mit Mozarella auf Reisnudeln 158
    Gedämpfte Erdäpfel mit Avocadocreme 160
    Omelette mit Karotten-Fenchelgemüse 161
    Reisfleisch 162
    Mariniertes Huhn mit Pilzen und Dinkel 163
    Gerstenlaibchen mit Pfannengemüse 164

Snacks nach TCM 166
    Reiscakes 167
    Makirolle mit Avocado und Karotte 168
    Hirseauflauf mit Trockenfrüchten 169
    Süßkartoffel Erdnusslaibchen 170
    Gemüse-Reisquiche 171
    Hafer-Nuss-Beerenshake 172
    Zucchini-Mais-Reisshake 173
    Birnen-Dinkel-Shake 174
    Bananen-Avocadoshake 175
    Melonen-Dinkel-Shake 176

    Kräuter in der Ernährung des Sportlers 177
    Lebensmitteltabellen nach Florian Ploberger 179
    Glossar (Fach- und TCM-Ausdrücke) 192
    Quellenverzeichnis 194
    Abbildungs- und Tabellenverzeichnis 196

1. Vorwort

Liebe Leserin, lieber Leser,

der bedeutendste Text der Traditionellen Chinesischen Medizin (TCM), der sogenannte Huangdi Neijing („Der Klassiker des gelben Kaisers", verfasst ca. 500 v. Chr.), welcher in Form eines Dialoges verfasst wurde, beginnt mit folgender Frage des Kaisers Huangdi: „Ich habe gehört, dass die Menschen früher hundert Jahre alt wurden, ohne die normalerweise auftretenden Zeichen des Alters aufzuweisen. Heutzutage altern die Menschen vorzeitig und werden kaum fünfzig. Ist das auf eine Veränderung der Umwelt oder auf den Verlust der korrekten Lebensführung zurückzuführen?"

Hier ein Auszug aus der Antwort des Arztes Qi Bo: „...Heutzutage hat sich der Lebensstil der Menschen verändert. Sie trinken Wein als wäre es Wasser, sie geben sich zerstörerischen Aktivitäten hin, sie erschöpfen ihr *Jing* – die in der Niere gespeicherte Essenz des Körpers – und vergeuden ihr Qi. Sie wissen nicht um die Geheimnisse der Pflege der Energie und Lebenskraft. Sie sind nicht imstande, ihren Lebensstil und ihre Ernährung zu regulieren ...".

Eine Antwort, wie sie aktueller nicht sein könnte. Natürlich existiert der Begriff des „Sportes" in traditionellen chinesischen Texten nicht, dennoch können zahlreiche nützliche Informationen aus altem Wissen gewonnen werden.

Die TCM erlebte in den vergangenen Jahren im Westen einen ungemeinen Aufschwung. War es zu Beginn hauptsächlich die Akupunktur, die ihre Verbreitung gefunden hat, so ist es nun neben der traditionellen Pharmakologie vor allem das Wissen um die Ernährung nach den 5 Elementen. Dieses Wissen besitzt in China sogar eine längere Tradition (3000 Jahre) und einen größeren Stellenwert als die Akupunktur. Ursprünglich war es so, dass ein Arzt bzw. ein Therapeut seinen Klienten zu Beginn Verhaltens- und Ernährungsempfehlungen gegeben hat, und nur wenn diese nicht den erwünschten Erfolg gebracht haben, wurden weitere Methoden, wie beispielsweise Akupunktur, Kräutertherapie etc. angewendet. Das Wissen um die Wirkung verschiedener Nahrungsmittel sowie deren Kombinationen ist in China weit verbreitet und ist natürlich auch für Sportler jeden Alters von Nutzen, unabhängig von der ausgübten Sportart, für jeden Menschen individuell angepasst. Jedem Nahrungsmittel wird ein Geschmack, eine thermische Wirkung, eine Organzuordnung und eine spezielle Wirkung zugeschrieben. So können Speisen individuell, den Bedürfnissen jedes Einzelnen entsprechend, zubereitet werden.

Ich freue mich sehr darüber, dass es Siegfried Wintgen in intensiver Arbeit mit viel Engagement gelungen ist, für viele Interessierte das vorliegende Buch „Sporternährung aus Sicht der TCM" zu verfassen und wünsche diesem gelungenen Pionier-Werk viel Erfolg und seinen Lesern viele neue Einsichten.

Dr. med. univ. Florian Ploberger, B.Ac., BA
Wien, im April des Metall-Hasen-Jahres (2011)

2. Danksagung

Dass dieses Buch überhaupt entstehen konnte, verdanke ich der intensiven Hilfe und Unterstützung vieler Freunde, insbesondere bedanken möchte ich mich bei

- meinem lieben Freund und Ausbildner Dr. Florian Ploberger, der mich die Liebe zur TCM genauso gelehrt hat wie absolute Disziplin und Genauigkeit, und der mir bei der Erstellung des Werkes mit vielen Tipps tatkräftig zur Seite stand.
- Mag. Walter Fehlinger und seiner lieben Frau, die mich inspiriert haben, dieses Werk zu verfassen und mir die Möglichkeit gaben, es im BACOPA VERLAG zu veröffentlichen.
- meiner Frau Irmgard und meiner Tochter Sophia, die mir immer den Rücken stärken und mich unterstützen.
- Johannes Zachhuber für die gute Zusammenarbeit bei der Produktion des Buches.

3. Einleitung

Seit der Mensch Sport betreibt, liegt sein Bestreben darin, die eigene Leistung stets zu verbessern. Neben immer ausgefeilteren Trainingsmethoden, optimierten Sportgeräten und bis an die Grenze des Erlaubten gehenden medizinischen Betreuungen spielt hierbei die Ernährung eine rasch wachsende stärkere Rolle.

In den gängigen Empfehlungen werden vor allem Nährstoffindizierte Parameter vorgegeben, die diverse Anforderungen und Bedürfnisse des Sportlers abdecken sollen. Im Focus stehen dabei

- Die Energiebereitstellung
- Der Aufbau von Muskelmasse
- Regenerative Prozessbeschleunigungen
- Ein optimierter Stoffwechsel
- Eine stabilere Immunabwehr

Sind die grundlegenden Empfehlungen in der Ernährungslehre schon recht unterschiedlich, so driften sie in der Sporternährung doch zum Teil sehr weit auseinander. Es darf also als eher schwierig angenommen werden, allgemeingültige Ernährungsempfehlungen in der Sporternährung zu geben – dennoch möchten wir mit diesem Buch einmal einen etwas anderen Ansatz geben, nämlich einen Ganzheitlichen mit Schwerpunkten aus der Sicht der TCM.

Die Grundlage aller ganzheitlichen Systeme liegt in der Betrachtung des Individuums, seiner individuellen Situation und aktuellen Lebensphase, seiner allgemeinen und seiner momentanen Verfassung – also der im Moment vorherrschenden Konstitution. Übergeordnet wird immer die Verbindung zwischen dem Mensch und der Natur mit berücksichtigt, denn eine wahre Gesunderhaltung und Selbstverwirklichung kann nur erfolgen, wenn auch die Natur langfristig erhalten wird.

Das Erkennen und Ausgleichen von Disbalancen sowie das Stabilisieren der Gesundheit stellen die Basis dar, um die individuelle Leistungsfähigkeit zu erhalten oder sogar zu verbessern – und das ohne Ressourcenverluste. Es ist das erklärte Ziel, die Gesunderhaltung – auch oder sogar insbesondere – immer in den Vordergrund zu stellen. Dabei werden sowohl die physischen als auch die psychischen Aspekte im Einklang berücksichtigt.

Mit einem Wort – das Ziel liegt in der Erhaltung und Pflege der Balancefähigkeit – dann kann die bestmögliche Leistung auch ohne Probleme bei entsprechendem Training und angepasster Lebensweise abgerufen werden.

4. Die Grundlagen der Ernährung aus der Sicht der TCM

In der Traditionellen Chinesischen Medizin haben sich im Laufe der Geschichte verschiedene Modelle entwickelt, die der Erhaltung und der Wiedererlangung der Gesundheit dienen. Neben dem Prinzip des Yin und Yang hat sich vor allem die Lehre der Fünf Elemente etabliert. Beide Systeme werden vernetzt für die Therapien eingesetzt und dienen dementsprechend auch als Basis für die Diätetik in der TCM.

Das Leben basiert auf den Komponenten *Substanz* und *Energie*, welche in einem bestimmten Gleichgewicht zueinander stehen. Krankheit entsteht also als Folge von Verschiebungen der beiden Komponenten. Dies bedeutet, dass die Organe nur dann harmonisch miteinander arbeiten können, wenn der nötige Energiefluss und Austausch nicht gestört ist. Die dazu nötigen Leitbahnen, die Meridiane, dienen als Verbindungselemente, über die letztendlich die Aufrechterhaltung der Gleichgewichte ablaufen.

Die zentrale Achse, auf der Energietransformationen und Energieflüsse ablaufen, ist der so genannte San Jiao, auch übersetzt mit Dreifach-Erwärmer oder Dreifacher Brenner. Er hat so zusagen eine Koordinationsfunktion im Metabolismus und bei der Bewegung der Körperflüssigkeiten und des Qi.

Im oberen San Jiao, welcher sich oberhalb des Zwerchfelles befindet, sind Herz und Lunge beheimatet. Hier werden die Flüssigkeiten in Form von feinem Dampf im Körper verteilt. Der mittlere San Jiao liegt zwischen Zwerchfell und Bauchnabel, wo Milz und Magen lokalisiert sind. Hier wird die Nahrung aufgenommen und als Essenz im ganzen Körper verteilt. Im unteren San Jiao unterhalb des Bauchnabels befinden sich die Nieren, die Harnblase sowie Dick- und Dünndarm; manchmal zählt man hier auch noch die Leber dazu. Im unteren San Jiao findet die Trennung von „Klar" und „Unklar" statt, Nützliches wird von nicht Nützlichem getrennt.

Die Diätetik in der TCM dient einerseits als Prävention bei den Erkrankungen der Zang-Fu Organe und beugt chronischen Mangelzuständen vor. Auch die Behandlung vieler Krankheiten wird erst durch diätetische Maßnahmen wirklich wirksam, insbesondere in Verbindung mit der chinesischen Phytotherapie, der Meridianarbeit, den Bewegungsformen sowie den Maßnahmen in Bezug auf den Lebensstil.

Ein grundlegender Unterschied in der chinesischen Diätetik zur westlichen Diätetik liegt in der Betrachtung und Wirkung der Lebensmittel. Während in der westlichen Beurteilung die Einzelsubstanzen der Lebensmittel im Fokus stehen und als Ursache von Disbalancen betrachtet werden, geht die östliche Denkweise davon aus, dass zur Erlangung der Gleichgewichte lediglich die erforderlichen Energien zugeführt werden müssen, um den Körper in die Lage zu versetzen, die notwendigen Substanzen selbst zu erzeugen. Dabei wird unterschieden in das energetische Temperaturverhalten, in den Geschmack, den Funktionskreisbezug sowie die Wirkrichtung. Zusammen mit den Systemen der TCM ergibt sich in der Chinesischen Diätetik ein umfangreiches Spektrum an Anwendungsmöglichkeiten.

4.1. Das energetische Temperaturverhalten

Die grundlegende Einteilung basiert auf dem System von Yin und Yang, um Kälte und Hitze zu beeinflussen.

Heiß

Heiße Lebensmittel werden zur Behandlung von Kältesymptomen eingesetzt und bewegen tendenziell das Qi und Xue nach oben und nach außen. Der mittlere San Jiao (Dreifach Erwärmer) wird erwärmt, das Yang gestärkt und die Kälte zerstreut, die Wirkung ist sympathikoton. Ein übermäßiger Genuss kann jedoch zu einer Yang-Fülle führen und damit das Yin verletzen.

Warm

Warme Lebensmittel wirken in abgeschwächter Form wie die heißen Lebensmittel. Sie steigern die Aktivität und unterstützen Menschen, die tendenziell dazu neigen, zu frieren.

Neutral

Die neutralen Lebensmittel wirken grundsätzlich ausgleichend gegen Überschuss und Mangel, bewirken eine allgemeine Harmonisierung im Körper und bauen Qi und Jin-Ye auf.

Kühl

Kühle oder auch erfrischende Lebensmittel werden zur Behandlung von Hitzesymptomen eingesetzt und bewegen tendenziell Qi und Jin-Ye (Körperflüssigkeiten) nach unten und nach innen, die Wirkung ist parasympathikoton. Sie leiten Feuer aus, kühlen, entgiften und beruhigen den Geist.

Kalt

Kalte Lebensmittel haben in verstärkter Form die Wirkung wie kühle Lebensmittel und sollten wie auch die heißen Lebensmittel in den Therapien und vor allem bei Gesundheit nur maßvoll eingesetzt werden, um einen Anstieg von innerer Kälte und Feuchtigkeit zu vermeiden.

Grundsätzlich sollte die Ernährungsweise flexibel gestaltet werden und die jeweiligen individuellen Bedürfnisse berücksichtigen, die sich je nach Jahreszeit unterscheiden und sich auch im Laufe eines Lebens stetig verändern können. Die Zusammensetzung der Lebensmittel sowie deren Zubereitung sollte sich unter normalen Umständen nach der Mitte richten, das heißt, jene Lebensmittel, die neutral wirken, sind zu bevorzugen, jene, die warm bzw. erfrischend wirken, begleitend zu verzehren und die heißen und kalten Nahrungsmittel nur sehr mäßig zu nutzen. In Summe ist die thermische Wirkung in der Kombination der Nahrungsmittel entscheidend, welche noch zusätzlich durch die Zubereitungsarten beeinflusst werden kann. Zubereitungsformen in Richtung Kälte Yinisieren, jene in Richtung Hitze Yangisieren.

Richtung Hitze

Grillen, Rösten, Braten, Frittieren, Backen, Schmoren in Wein oder Fett

Richtung Wärme

Kochen, Dünsten, Dämpfen, Schmoren, Blanchieren, Einlegen in Essig

Richtung Kühle

Einweichen, Quellen, Keimen, Rohkost, in viel Wasser kochen, mit viel Salz kochen, Fermentieren, in Sojasauce einlegen

Richtung Kälte

Eiskühlen, Pökeln, Einsalzen

4.2. Geschmacksrichtungen

In den meisten Überlieferungen werden die Geschmäcker in fünf Richtungen eingeteilt: *Süß, Sauer, Salzig, Bitter, Scharf*, zuweilen werden auch noch die Richtungen *Fad, Adstringierend* und *Neutral* angegeben. Es sei jedoch angemerkt, dass der energetische Geschmack mit dem eigentlichen Aroma nicht zwangsläufig übereinstimmen muss, außerdem werden einigen Lebensmitteln mehrere Geschmacksrichtungen zugeordnet. Der Geschmack stellt den Organbezug eines Lebensmittels dar und ist im Gegensatz zum Temperaturverhalten nicht beeinflussbar; er gilt als Yin-Aspekt eines Lebensmittels (Siedentopp, 2004). Wärmende Verfahren wie Kochen oder das Einlegen in Essig verstärken den süßen Geschmack, während kühlende Verfahren den Geschmack Richtung Salzig verschieben. Süß und Scharf werden dem Yang zugeordnet, Bitter und Salzig dem Yin.

Die Geschmäcker korrelieren auch mit den Wandlungsphasen, wobei hier speziell in der Phytotherapie nicht immer von einem klaren Prinzip ausgegangen werden kann. Mit Hilfe der Geschmäcker können insbesondere die fünf Zang-Organe direkt behandelt werden (Focks, 2003). Außerdem können sowohl die Wirkrichtung als auch die Menge der Körperflüssigkeiten beeinflusst werden.

Süßer Geschmack

Der süße Geschmack wird der Wandlungsphase *Erde* zugeordnet und hat damit den Organbezug zu *Milz* und *Magen*. Insbesondere in Kombination mit dem Temperaturverhalten Warm werden Qi und Yang von Milz und Magen gestärkt. Ein Zuviel zusammen mit dem Temperaturverhalten Kalt erzeugt Schleim und kann das Milz-Qi schwächen. Der süße Geschmack wirkt tonisierend, stärkend und harmonisierend, befeuchtet aber auch und spendet Säfte, was bei Yin-Leeresyndromen und Feuchtigkeitsmangel genutzt wird (Focks, 2003).

Scharfer Geschmack

Der scharfe Geschmack wird der Wandlungsphase *Metall* und damit *Lunge* und *Dickdarm* zugeordnet. Das Lungen-Qi und damit die verteilende Funktion der Lunge werden gestärkt, das Eindringen äußerer pathogener Faktoren wird unterbunden. Ein übermäßiger Konsum zusammen mit dem Temperaturverhalten Heiß kann zu einem Lungen-Yin-Mangel führen. Der scharfe Geschmack wirkt zerstreuend auf die Körperoberfläche (die Haut wird dem Funktionskreis Lunge zugeordnet) und ist daher im Anfangsstadium von Erkältungskrankheiten sowie bei Allergien und einigen dermatologischen Problemen wirksam.

Kontraindiziert ist der scharfe Geschmack bei Hauterkrankungen mit Blut-Hitze (Focks, 2003). Darüber hinaus löst er Stagnationen von Qi und Blut und macht die Meridiane durchlässig (Alkohol, Zimt).

Salziger Geschmack

Der salzige Geschmack wird der Wandlungsphase *Wasser* und damit dem Funktionskreis *Niere/Blase* zugeordnet. Er stärkt die Nieren, schwächt im Übermaß jedoch das Nieren-Yin, was in unserer Gesellschaft durch den überhöhten Konsum von Kochsalz bei gleichzeitiger Bewegungsarmut recht häufig zutrifft. Der salzige Geschmack weicht Verfestigungen auf und löst

Stauungen wie Schleimretentionen. Der Stuhlgang und die Diurese werden gefördert, die Wirkrichtung geht nach Unten.

Saurer Geschmack

Der saure Geschmack wird der Wandlungsphase *Holz* und damit dem Funktionskreis *Leber* und *Galle* zugeordnet. Die Leber wird gestärkt, in Kombination mit Kühl wird Leber-Hitze gekühlt (Apfel), wobei ein zuviel adstringierend wirkt und einen Leber-Qi-Stau verursachen kann. Des Weiteren wirkt Sauer zusammenziehend, sodass die Wirkung von Lebensmitteln nach innen gerichtet wird. Damit kann das Nieren-Yin gehalten und *Jing* gefestigt werden. Kontraindiziert ist er im Anfangsstadium von Erkältungen, da sonst die Erreger ins Körperinnere gezogen würden (Focks, 2003). Bei vorliegenden Stagnationen von Qi und Blut kann Sauer diese Probleme noch verstärken. Bei der Einnahme von Kräuterdekokten sind saure Lebensmittel zu meiden.

Bitterer Geschmack

Der bittere Geschmack wird der Wandlungsphase *Feuer* und damit dem Funktionskreis *Herz* und *Dünndarm* zugeordnet. In Kombination mit Warm (Kaffee) kann das Herz-Qi gestützt werden, in Kombination mit Kalt wird Herz-Feuer gekühlt. Der bittere Geschmack fördert die Diurese und wird bei Symptomen mit Feuchtigkeitsretention eingesetzt. Kontraindiziert ist er bei einem Yin-Mangel sowie einem Mangel an *Jing* oder *Xue*. Er fördert den Stuhlgang und wirkt absenkend. Bei Obstipation ist Vorsicht geboten, da bei längerer Anwendung eine Austrocknung die Folge sein kann.

Neutraler Geschmack

Auch dieser wird der *Erde* zugeordnet und fördert die Diurese.

4.3. Funktionskreisbezug

Neben dem Geschmack wirken die Nahrungsmittel auch noch spezifisch auf die einzelnen Funktionskreise. Die Affinität kann im Allgemeinen als enger betrachtet werden als die Zuordnung über den Geschmack, da die Wirkrichtungen direkt auf die Organe gerichtet sind.

4.4. Wirkrichtungen

Unter der Wirkrichtung der Lebensmittel versteht man den beeinflussten Bereich des Körpers beziehungsweise die Korrektur pathologischer Bewegungen des Qi (Focks, 2003).

Steigende Wirkung

Bei steigenden Wirkrichtungen wird das Yang angehoben und damit gegen abwärts gerichtete Symptome gerichtet. Die steigende Wirkung zielt vermehrt auf die obere Körperhälfte und ist vorrangig im Frühling sinnvoll. Häufig geht sie mit süß und scharf einher, zusammen mit einem mäßigen Temperaturverhalten Richtung neutral und warm (Focks, 2003).

Schwebende Wirkung

Die schwebende Wirkrichtung geht nach oben und nach außen und wirkt primär auf die Körperoberfläche, wo pathogene Faktoren vertrieben werden sollen. Sie geht mit den Geschmacksrichtungen süß und scharf bei ausgeprägtem Temperaturverhalten einher (Focks, 2003).

Sinkende Wirkung

Hier sind absenkende, nach innen gerichtete Qualitäten mit teilweise adstringierendem Charakter gefragt. Die Wirkung geht eher auf das Körperinnere und hält Qi und Körperflüssigkeiten zusammen. Damit werden die Nieren unterstützt, insbesondere das Nieren-Yin. Der saure Geschmack korreliert hier deutlich, abgeschwächter der bittere und der salzige (Focks, 2003).

Fallende Wirkrichtung

Hier ist die Wirkung klar nach unten gerichtet und wirkt aufsteigenden Symptomen entgegen. Korrelation mit bitter, salzig und kalt. (Focks, 2003)

4.5. Ernährungsempfehlungen und Ernährungsfehler aus der Sicht der TCM

In der TCM spielt die Ernährung sowohl präventiv als auch regulativ eine bedeutende Rolle. Da die Nahrung letztendlich für das Auffüllen des nachgeburtlichen Qi verantwortlich zeigt, kommt der Stärkung der Mitte stets eine zentrale Bedeutung zu, die in keiner Ernährungstherapie außer Acht gelassen wird. Auch sollten wir uns intensiv vor Augen führen, welche Ernährungsgewohnheiten eher *kontraproduktiv* sind, also welche „Dont's" in der Ernährung vermieden werden sollten.

- Ernährungsumstellungen und die daraus resultierenden Ergebnisse erfordern Geduld, die unbedingt aufgebracht werden sollte.
- Die Konstitution des Einzelnen ist letztendlich der entscheidende Faktor in der Beratung.
- Der Mensch ist ein Teil der Natur, daher sollten auch die natürlichen Zyklen beachtet werden, wie Jahreszeit, Mondstellung, Tageszeit, Klima etc.
- Maßhalten gehört zu den wichtigsten Tugenden, die jedoch vielen angesichts des Angebotes schwer fällt.
- Häufiges Fasten und zu langes Fasten schwächen das Magen Qi oder das Magen-Yin mit der Folge, dass es zu Mangel an Xue oder Jing kommt.
- Eine überhöhte Flüssigkeitsaufnahme während der Mahlzeiten schwächt das Milz-Qi.
- Zu viel Rohkost (besonders für verdauungsschwache Konstitutionen, bei einem Übermaß an Kälte und Feuchte) schwächt ebenfalls das Qi und das Yang der Milz.
- Unausgewogenheiten bei den energetischen Aspekten führen zu Disbalancen.
- Jede Nahrungszufuhr, die in Hast und Eile aufgenommen wird, belastet die Verdauung nachhaltig. Der Organismus hat kaum eine Möglichkeit, sich vernünftig mit der Nahrungszufuhr auseinanderzusetzen und damit leidet insbesondere der Darm sehr häufig, was wiederum zu starken Reaktionen des Magen-Darmsystems führen kann. Sehr häufig klagen Sportler über

Darmbeschwerden und Darmreizungen, dies führt zu einem erheblichen Unwohlsein – was sich natürlich auf die Bereitstellung von Qi ebenfalls auswirkt, denn Milz/Magen können nicht vernünftig agieren und damit sinkt die Ausbeute an Qi. Außerdem wird durch die Darmbeschwerden auch die *Psyche* nachhaltig beeinflusst, was sich auch im System der Wandlungsphasen nachhaltig auswirkt und damit den Organismus schwächt.

- Eisgekühlte Getränke und Speisen kühlen den Verdauungstrakt und erschweren die Verarbeitung der Nahrung. Gerade im Sport wird hier häufig zu sehr auf kalte und kühlende Nahrungsmittel und Getränke gesetzt. Bei Getränken ist es so, dass physikalisch gesehen die beste Temperatur für Getränke zwischen 5 und 10 Grad Celsius liegt – für den Verdauungstrakt sollte es aber etwas wärmer sein. Übrigens kommt es ja nicht von ungefähr, dass in den warmen Ländern eher Tees aus kühlenden Kräutern getrunken werden – und zwar warm.
- Süßigkeiten, Mehlspeisen, gezuckerte Fruchtsäfte schwächen die Verdauung und tragen natürlich auch zu Übergewicht bei. Sie können auch zu einer Destabilisierung der Darmflora beitragen. Auch tragen sie zu einer erhöhten Feuchtigkeitsbildung bei, die wiederum den Dreifach-Erwärmer schwächt und damit die Qi-Produktion. Gerade Sportler sind oft auf Grund des vielen Trainings im Fehlglauben, dass sie Süßigkeiten gut vertragen – ganz im Gegenteil, denn je mehr Süßigkeiten gegessen werden, um so mehr Ressourcen werden gebunden, die dann für regenerative Prozesse nicht zur Verfügung stehen. Dazu kommt nicht selten ein erhöhter Bedarf an Süßem, da leistungsorientierte Sportler unter Stress stehen können und hier – häufig unbewusst – versucht wird, zu kompensieren. Auch ein überhöhter Konsum an Fetten kann aus Stresssituationen resultieren, daher neigt man nicht selten dazu, unbewusst zu Lebensmitteln mit versteckten Fetten zu greifen – übrigens oft im Bereich der Süßspeisen und Mehlspeisen. Auch kann der überhöhte Bedarf an Süßigkeiten ein Hinweis auf eine schwache Verdauung oder psychische Belastungen wie Mobbing, Überforderung, Stress sein.
- Hochgradig raffinierte Produkte wie weißer Rübenzucker, Limonaden, Colagetränke, Konserven, Fertiggerichte und Ähnliches schwächen auf

Dauer den Organismus. Hier ist es leider so, dass man die entstehenden Probleme oft nicht mit der Ernährung in Zusammenhang bringt, da es sich um Langzeitentgleisungen handelt – man müsste es im Zeitraffer darstellen können, um Menschen vom Unsinn dieser Produkte zu überzeugen. Auch hier ist es oft so, dass aus Zeitmangel und Bequemlichkeit auf solche Produkte gegriffen wird – auch unter dem Aspekt, dass sie nicht selten mit Nährstoffen angereicht sind und damit falsche Hoffnungen wecken.

▶ Unverzeihlich ist der Konsum von energetisch degenerierten Produkten wie Mikrowellennahrung, Fertigprodukten, hochgradig konservierten Produkten wie Tiefkühllebensmitteln, industriell stark bearbeiteten Lebensmitteln und künstlich aufgebauten Produkten. Auf Dauer schwächen sie die Systeme und führen zu Erschöpfung, Kältempfindlichkeit, schlechtem Aufbau von Qi und erhöhter Krankheitsanfälligkeit. Auch hier neigen gerade Hobbysportler, die obendrein noch im Berufsleben stehen aus Zeitmangel vermehrt zu derartigen Produkten. Auch im Außer-Haus-Angebot wird sehr oft mit dieser Art von Produkten gearbeitet – und zwar in allen Arten von Betrieben – in Restaurants und Gasthäusern ebenso wie in Kantinen.

▶ Unregelmäßige Mahlzeiten und die unregelmäßige Zufuhr von Nahrung bringen den Organismus aus dem Rhythmus und verschlechtern damit die Verwertung der Nahrung, denn es gehen dem Organismus zu viele regulative Ressourcen verloren.

▶ Milchprodukte stehen bei Sportlern auf Grund des hohen Protein- und Calciumgehaltes hoch im Kurs. Da sie jedoch eine starke Feuchtigkeitsbildung im Dreifacherwärmer fördern und damit das System erheblich schwächen sollten Alternativen in Betracht gezogen werden. Hülsenfrüchte, Getreide und Gemüse sowie Samen und Nüsse und gute Mineralwässer enthalten reichlich Calcium, Proteine können über eine ganze Reihe von Lebensmitteln sehr sinnvoll abgedeckt werden, wie Soja, Hafer, Hirse, Eier, Fisch und mageres Fleisch. Gerade bei Milch ist die Konstitution und die Jahreszeit für die Verträglichkeit entscheidend – vorausgesetzt, dass die Qualität stimmt. Als Calciumquelle sind milchsauer vergorene Milchprodukte wesentlich effizienter, da das Calcium deutlich besser verfügbar ist.

- Spätes Essen und Essen zu kurz vor der Nachtruhe belastet das Verdauungssystem nachhaltig und führt zu Stagnationen im Magen, da Milz und Magen ihre Funktion reduziert haben. Dieses Problem stellt sich häufig bei berufstätigen, sportlich aktiven Menschen, da der Sport sehr oft am Abend ausgeübt wird. Nachdem aber die Zufuhr wichtiger Ernährungsbausteine nach einem intensiven Training wichtig sind, muss hier über ein optimiertes Zeitmanagement nachgedacht werden.
- Sportler stellen ihre Mahlzeiten häufig nach dem Prinzip zusammen, dass alles, was gute und wichtige Nährstoffe hat, in der Kombination noch besser sein muss. Dabei wird oft übersehen, dass es in erster Linie wichtig ist, dass der Organismus die Nahrung überhaupt verarbeiten kann. Es ist also nicht so wichtig, was in der Nahrung drinnen ist, sondern was davon auch im Organismus ankommt. Daher zum Beispiel keine Getreidesorten mischen und auch Getreide und sehr säurehaltiges Obst nicht kombinieren.
- Ein ganz großes Problem stellt für unseren Organismus die Zufuhr von Stoffen dar, auf die er überhaupt nicht eingestellt ist. Dazu gehören viele Zusatzstoffe und Nicht-Zusatzstoffe, unnatürlich veränderte Produkte wie homogenisierte Milch, Säfte aus Konzentraten oder gehärtete Fette, Aromastoffe aller Art, künstlich aufgebaute Lebensmittel wie Proteinshakes und Ähnliches.
- Ebenso unsinnig und fahrlässig ist die unkontrollierte Zufuhr an Nahrungsmittelergänzungen, die meist ohne jegliche medizinische Indikation eingenommen werden und deren Produktivität auch in keiner Weise medizinisch überwacht wird. Nicht nur, dass die erwünschten Wirkungen meist ausbleiben, oft verliert der Organismus sogar seine Fähigkeit des Resorbierens und Ausbalancierens. Dazu kommt häufig auch die Unkenntnis über Wechselwirkungen. Es wird auch völlig übersehen, dass der Organismus mit einem komplexen Lebensmittel ganz anders umgeht als mit einem künstlich zusammengesetzen Produkt – und zwar meist schlechter.
- Ein ganz wichtiger Punkt liegt in der Qualität der Lebensmittel. Jede Art von Belastung über Schadstoffe schädigt den Organismus physisch und energetisch nachhaltig. Auch sind Produkte, die nicht der Saison entsprechen, meist für uns energetisch viel schlechter verwertbar – manchmal sogar

schädlich. Lebensmittel, die lange Transportwege hinter sich haben, sind ebenfalls energetisch und von Nährstoffgehalt her viel schlechter als regionale Lebensmittel. Daher muss die Anforderung an Lebensmittel die sein, dass sie regional, biologisch, frisch und nicht manipulativ verändert sind.
▶ Lebensmittel, die der Nachhaltigkeit in der Qualitätssicherung schaden, sind ebenso wenig zu empfehlen wie Lebensmittel, die im Zuge der Produktion, der Vermarktung und Verarbeitung sowie der Konsumation sich energetisch schlecht aufladen – zum Beispiel über Stressbelastungen von Tieren, schlechten Arbeitsbedingungen von Menschen oder aber über unfairen Handel.

4.6. Spezielle Aspekte

Im Jahreszyklus gehen die Bedürfnisse des Menschen und das Angebot der Natur parallel einher; eine sensible Nutzung dieser Aspekte hat grundsätzlich einen präventiven Charakter, da sie die Gesundheit unterstützt und nicht konträr läuft.

▶ Im Frühling erhebt sich das Wachstum, so dass Lebensmittel mit steigender oder schwebender Wirkung sinnvoll sind. Die Farbe Grün aus dem Element Holz steht ebenfalls für das frühlingshafte Wachstum und diese Lebensmittel unterstützen den Körper dabei vermehrt, schädliche Substanzen auszuscheiden und so den Körper zu entgiften.
▶ Im Sommer sind sicher Nahrungsmittel mit einem eher kühlen Charakter sinnvoll mit schwebender Wirkrichtung. Der Körper benötigt Feuchtigkeit und Vitalstoffe aus Gemüse und Obst.
▶ Eigentlich ist allen Jahreszeiten eine Zwischenzeit mit Bezug zur Wandlungsphase Erde zugeordnet, um den Übergang zur kommenden Jahreszeit zu schaffen. So auch im Spätsommer, wo neutrale Lebensmittel mit harmonisierenden Eigenschaften sinnvoll sind.
▶ Im Herbst sollten vermehrt Nahrungsmittel mit fallender Wirkrichtung verzehrt werden mit warmem Charakter.

- Im Winter benötigen wir besonders die warmen Nahrungsmittel mit sinkender Wirkrichtung und tonisierenden Eigenschaften.
- Neben allen schon aufgegriffenen Aspekten können noch einige besondere Möglichkeiten im Alltag genutzt werden:
- Das Kochen mit Honig wirkt befeuchtend und wärmend
- Das Kochen in Alkohol sorgt für eine steigende Wirkrichtung und Erwärmung, außerdem dient er der beschleunigten Wirkung der Lebensmittel
- Das Kochen mit Ingwer wärmt und erzeugt eine schwebende Wirkrichtung.
- Das Kochen mit Essig wirkt adstringierend und wärmend mit absenkender Wirkung.
- Das Kochen mit Salz wirkt fallend und auf die Nieren.
- Die Verwendung des Congee stärkt die Mitte und den San Jiao und kann jeden Tag zur Unterstützung verzehrt werden, traditionell vor dem Frühstück.
- Echte Kraftbrühen bauen die Mitte auf, speziell nach Kraftverlusten wie Schwangerschaft, Krankheit, Stress. Der Aufbau von Qi, Xue, Jing und Yin wird durch Brühen unterstützt.
- Säfte haben in der Regel eine kühlende Wirkung und nähren die Körperflüssigkeiten.
- Das Kochen nach den Wandlungsphasen erhöht die energetischen Aspekte der Lebensmittel und der Zubereitungsarten. Die Reihenfolge des Sheng-Zyklus sollte nicht unterbrochen werden, mit welcher Wandlungsphase man dabei beginnt, ist unerheblich. Die Umläufe können beliebig oft wiederholt werden.
- Die Beachtung und das Verstehen des Ke-Zyklus ist entscheidend, um nicht durch unachtsame Vorgehensweise einzelne Organe zu schwächen oder zu schädigen.

5. Yin und Yang

Das Konzept von Yin und Yang bildet die vielleicht wichtigste und elementarste Theorie in der TCM. Letztendlich lassen sich wohl alle Betrachtungsweisen in der Physiologie, der Pathologie, der Diagnostik und der Behandlungsmethoden auf das Prinzip von Yin und Yang zurückführen. Wenngleich die Theorie auf den ersten Blick einfach und unkompliziert erscheint, so widerspricht sie eigentlich dem westlichen Denken, welches auf der Basis der Gegenüberstellung von Gegensätzen nach der aristotelischen Logik aufgebaut ist. Das Konzept von Yin und Yang jedoch basiert auf der Überzeugung, dass jedes Ding und jede Erscheinungsform sowohl es selbst als auch sein Gegensatz sein kann und sich immer ein Kern der Gegensätzlichkeit finden lässt. Mit anderen Worten befindet sich in Yin immer ein Kein von Yang und umgekehrt. Alle Dinge und Erscheinungsformen werden dabei aber nicht als starre Phänomene betrachtet, sondern als Ausdruck der momentanen Betrachtung unter Berücksichtigung des Blickwinkels bzw. der Relativität.

Frühe Erwähnungen finden sich über Yin und Yang im so genannten „Buch der Wandlungen", welches in etwa um 700 v. Chr. verfasst wurde. Die Darstellung von Yin und Yang wurde durch einen unterbrochenen und einen durchgehenden Balken dargestellt. Paarweise angeordnet ergeben sich somit vier Diagramme, welche für das äußere Yin bzw. Yang stehen sowie zwei Zwischenstufen bezeichnen. Fügt man nun jeweils eine dritte Linie hinzu, entstehen die acht Trigramme, woraus schlussendlich durch die Kombinationsmöglichkeiten 64 Hexagramme dargestellt werden können. Mit diesen Trigrammen werden die Phänomene der Welt symbolisiert, was letztendlich wieder das Modell des Yin und Yang auszeichnet.

Yin	Yang
▬▬ ▬▬	▬▬▬▬▬

Abb. 1   Yin und Yang

Äußeres Yin	Yang im Yin	Yin im Yang	Äußeres Yang
▬▬ ▬▬ ▬▬ ▬▬	▬▬ ▬▬ ▬▬▬▬▬	▬▬▬▬▬ ▬▬ ▬▬	▬▬▬▬▬ ▬▬▬▬▬

Abb. 2   Die vier Wandlungen von Yin und Yang

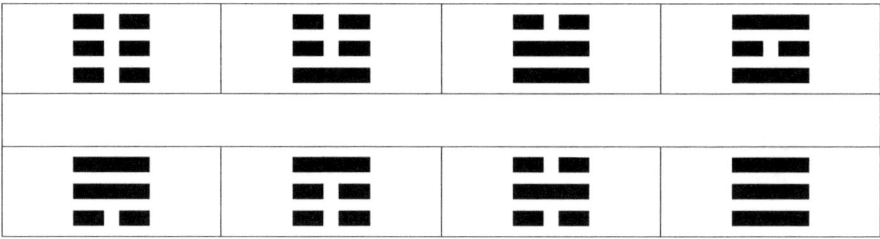

Abb. 3   Die Acht Trigramme

Die Darstellung der weltlichen Phänomene in der Form der Acht Trigramme (oder auch Orakelsymbole) sind insbesondere zur Weissagung dienende Symbole, welche die Grundlage des altchinesischen I Ging, dem Buch der Wandlungen, bilden und die oft in Form eines Kreises dargestellt werden. Zwei Trigramme ergeben eines der 64 Hexagramme. Die Bedeutung jedes Hexagramms ist im Buch der Wandlungen beschrieben. Die Acht Trigramme und ihre Bedeutungen sind:

Trigramm	Name	Natur	Familie	Himmelsrichtung
☵	坎 kǎn	Wasser (水)	mittlerer Sohn (中男)	Nord
☶	艮 gèn	Berg (山)	jüngster Sohn (少男)	Nordost
☳	震 zhèn	Donner (雷)	ältester Sohn (長男)	Ost
☴	巽 xùn	Wind (風)	älteste Tochter (長女)	Südost
☲	離 lí	Feuer (火)	mittlere Tochter (中女)	Süd
☷	坤 kūn	Erde (地)	Mutter (母)	Südwest
☱	兌 duì	Heiter (澤)	jüngste Tochter (少女)	West
☰	乾 qián	Himmel (天)	Vater (父)	Nordwest

Abb. 4 Die Acht Trigramme

Das Konzept von Yin und Yang

Der ursprüngliche Gedanke, der zur Entstehung dieses Konzeptes geführt hat, war wohl die Beobachtung der natürlichen Phänomene der Wandlungen, was sich auch in den chinesischen Schriftzeichen für Yin und Yang darstellt.

Bei Sonnenstrahlen auf einen Gegenstand entsteht Licht und Schatten. Im östlichen Denken beschreibt es die Wirkung des Sonnenlichts auf einen Hügel (Berg). Eine Seite ist in Licht gebadet, die andere in Schatten.

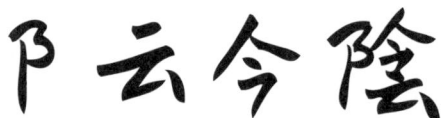

Abb. 5   Das Zeichen Yin setzt sich aus einem Hügel, einer Wolke am Himmel und Menschen unter einem einzigen Dach zusammen

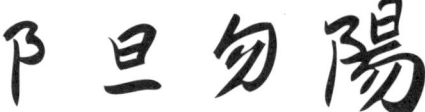

Abb. 6   Bei Yang ist es ein Hügel, wo die Sonne über den Horizont scheint und Lichtstrahlen, sich bewegende Energie – die das Zeichen bildet

Die Beobachtung der fortwährenden Änderung jedes Phänomens führte zu der Erkenntnis, dass die Stadien zyklischer Bewegungen im Grunde weder über einen Anfang noch über ein Ende verfügen, sondern ununterbrochen ineinander übergehen. Dabei wurde der Tag mit der Entsprechung Yang versehen und die Nacht mit Yin, woraus sich wiederum eine Reihe von Zuordnungen ableitet. Nachdem die Sonne als Ausdruck von Tag dem Himmel (Yang) zuzuordnen ist, steht als Gegenpol die Erde (Yin). Der Himmel wurde als rundes Gewölbe angesehen, im Gegensatz dazu die Erde als flache Scheibe, weshalb die runde Form als Yang gilt und die eckige als Yin. Der Himmel repräsentiert mit all seinen Gestirnen in der alten Philosophie auf Grund der Unendlichkeit die Zeit, während die Erde als begrenzter Planet für den Raum steht. Und auch die Himmelsrichtungen werden auf Grund ihres Bezuges zur Sonne gesehen, woraus folgt, dass der Osten als Richtung des Sonnenaufganges dem Yang zuzuordnen ist, der Westen als Richtung des Sonnenunterganges dem Yin.

Die Blickrichtung in der Chinesischen Kosmologie geht nach Süden, daraus definiert sich ihr Gebrauch des Kompasses. Dieser Brauch wurde auch oder insbesondere in der Hierarchie gepflegt – der Kaiser schaut nach Süden, das Volk nach Norden. Dadurch sind der Osten natürlich mit Links (Yang) und der Westen mit Rechts (Yin) definiert. Aus diesen Überlegungen resultieren auch physiologische Zuordnungen – im Westen herrscht ein Yang-Mangel, daher sind auch die linken Sinnesorgane schlechter als die rechten, denn durch den Yang-Mangel in Westen und Norden sind diese Organe als Ausgleich besser ausgebildet. Das Gleiche gilt für die Extremitäten, welche der Erde zugeordnet sind. Der Yin-Mangel im Osten provoziert als Ausgleich im Verhältnis besser ausgebildete Hände und Füße auf der rechten Körperseite.

Die Zyklen der Welt, egal ob der Tageszyklus, der Jahreszyklus oder aber der Lebenszyklus, entsprechen einem Durchlaufen der verschiedenen Stadien von Yin und Yang. Dabei gibt es keine Trennlinien, sondern stetige Phasen sich wandelnder Anteile von Yin und Yang, das heißt, zu keiner Zeit gibt es einen Stillstand und damit einen absoluten Yin- oder Yang-Zustand, denn der Keim des Einen findet sich immer auch im Anderen.

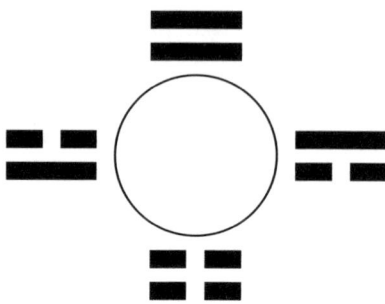

Abb. 7 Der Tageszyklus

Der Tag gehört also zum Yang, in dem sich auch der Keim des Yin befindet und welches sich mit dem Überschreiten des Mittagspunktes immer mehr ausweitet, während sich das Yang immer mehr verkleinert.

Den gleichen Aspekt können wir im Jahreszyklus beobachten. Im Frühling, der Zeit des Erwachens und der Blüte, entfaltet sich das Yang im Yin immer mehr, bis es im Sommer seine maximale Ausdehnung erfahren hat. Das bis dahin immer mehr zurückgegangene Yin breitet sich im Yang nun immer weiter aus, bis es im Winter seine maximale Ausdehnung erreicht hat.

Man kann das Verhältnis von Yin und Yang auch als ständige *Transformation* zwischen den beiden Polen betrachten, wie es am Beispiel vom Wasser sehr leicht zu verdeutlichen ist. In China bezeichnete man diese Phänomene als *Dualität* von Himmel und Erde. Die Unterscheidung von Energie und Materie macht dies besonders anschaulich. Yang in seiner reinsten Form ist immateriell und damit reine Energie, während Yin in seiner dichtesten Form der Materie entspricht. Yin und Yang können die Phasen der Transformation beliebig oft und mit unendlich vielen Aggregatszuständen durchlaufen.

Im Folgenden werden Yin und Yang an Hand einiger Zuordnungen etwas genauer dargestellt:

Yang	Yin
Licht	Dunkelheit
Sonne	Mond
Helligkeit	Schatten
Aktivität	Ruhe
Himmel	Erde
Rund	Eckig
Zeit	Raum
Osten	Westen
Süden	Norden
Links	Rechts
Immateriell	Materiell
Produziert Energie	Produziert Form
Zeugt	Wächst
Nicht substantiell	Substantiell
Energie	Materie
Expansion	Kontraktion
Aufsteigen	Absinken
Oben	Unter
Feuer	Wasser

Abb. 8 Entsprechungen von Yin und Yang (Ploberger, 1999)

Yin und Yang bilden also gegensätzliche Stadien, entweder in Bezug auf Zyklen oder aber in Bezug auf die Aggregatszustände. Diese Umstände werden in der TCM als natürliche Gesetzmäßigkeiten angesehen und können nicht vom Menschen ignoriert werden. Die Gegensätzlichkeiten sind aber keinesfalls absolut, sondern immer in Relation zu betrachten. Aus den oben beschriebenen Umständen leiten sich natürlich auch die Abhängigkeitsverhältnisse von Yin und Yang ab, denn keine Entwicklung, kein Phänomen kann nur mit einem Zustand erreicht werden.

Auch der wechselseitige Verbrauch von Yin und Yang sollte sich in einem dynamischen Gleichgewicht befinden. Gerät eine Seite aus dem Gleichgewicht, so hat dies einen unmittelbaren Einfluss auf die andere Seite.

Yin und Yang befinden sich im Gleichgewicht	
Yin Yang	

Yin – Überschuss (Yin-Fülle), es gibt absolut zu viel Yin	Yang-Überschuss (Yang-Fülle), es gibt absolut zu viel Yang
Yin Yang	Yin Yang
Yin-Leere, es gibt zu wenig Yin	Yang-Leere, es gibt zu wenig Yang
Yin Yang	Yin Yang

Abb. 9 Die Verhältnisse von Yin und Yang zueinander

Diese Kriterien spielen in der Diagnose eines TCM Arztes eine grundlegende Rolle, geht es doch darum, die diagnostizierten Disbalancen zur Genesung wieder auszugleichen. Dabei nutzt der Arzt verschiedene Diagnosemöglichkeiten wie *Pulsdiagnose, Zungendiagnose, Anlitzdiagnose, Geruch, Geschmack und Befragung.* Im Prinzip basieren seine Methoden dann darauf, das Yin bzw. das Yang zu stärken oder aber die Fülle-Zustände zu beseitigen. Die anschließende Übersicht zeigt noch weitere Zuordnungsmöglichkeiten zu den Zuständen Yin und Yang auf, die im täglichen Leben sowie in der Therapie von Bedeutung sind:

Yang	Yin
Oben	Unten
Außen (Haut, Muskeln)	Innen (Organe)
Postlaterale Oberflächen	Anteromediale Oberflächen
Hinterseite (Rücken)	Vorderseite (Thorax, Abdomen)
Funktion (Organe)	Struktur (Organe)
Kopf	Körper
Oberhalb der Taille	Unterhalb der Taille
Yang-Organe	Yin-Organe
Qi	Blut, Körperflüssigkeiten
Abwehr-Qi	Nähr-Qi

Abb. 10 *Entsprechungen von Yin und Yang in Bezug auf die Körperstruktur*

Yang	Yin
Feuer	Wasser
Heiß	Kalt
Rastlos, unruhig	Ruhig
Trocken	Feucht
Hart	Weich
Erregung	Hemmung
Schnell	Langsam
Transformation, Wandel	Bewahrung, Speicherung, Erhaltung

Abb. 11 *Entsprechungen von Yin und Yang in Bezug auf klinische Äußerungen*

Yang	Yin
Akute Krankheit	Chronische Krankheit
Rascher Beginn	Langsamer Beginn
Rasche Änderung der Krankheit	Schleichende Krankheit
Hitze	Kälte
Unruhe, Schlaflosigkeit	Schläfrigkeit, Lustlosigkeit
Wirft die Bettdecke ab	Lieber zwei Decken
Ausgestrecktes Liegen	Zusammengekauertes Liegen
Heiße Extremitäten, heißer Körper	Kalte Extremitäten, kalter Körper
Rotes Gesicht	Blasses Gesicht
Liebt kalte Getränke	Liebt warme Getränke
Lautes Reden	Leise Stimme
Viel Reden	Redeunlust
Heftige Atmung	Schwache Atmung
Durst	Kaum Durst
Konzentrierter, dunkler Urin	Heller Urin, viel Urin
Obstipation	Weiche Stühle
Rote Zunge mit gelbem Belag	Blasse Zunge
Voller Puls	Leerer Puls

Abb. 12 Entsprechungen von Yin und Yang in Bezug auf klinische Manifestationen (Ploberger, 1999)

6. Die Fünf Elemente

Neben dem Konzept von Yin und Yang bildet die Theorie der Fünf Elemente die Basis der TCM. Inwieweit die übersetzte Begriffsdefinition haltbar ist, wird zum Teil kontrovers diskutiert, da die wörtliche Übersetzung von „wu xing" Fünf für wu und Bewegung, Prozess für xing lautet. Die Übersetzung in den Begriff „Fünf Elemente" als Deklaration der Naturphänomene wird daher unterschiedlich angesehen. Ein ähnliches Problem gibt es bei der Betrachtung der Elementlehre in der griechischen Philosophie. Auch dort wurden zur Bezeichnung der Elemente diverse Begriffe verwendet. Empedokeles zum Beispiel nannte sie Wurzeln, während Plato sie als „einfache Bestandteile" bezeichnete. Aristoteles schließlich gab den vier Elementen eine klare dynamische Bedeutung und bezeichnete sie als „primäre Form" (Maciocia, 1997). Feuer und Erde wurden als Gegensätze deklariert, insbesondere auch wegen ihrer Eigenschaften „heiß" und „kalt". Zusammen mit den Gegensätzen „feucht" und „trocken" ergeben sich vier Kombinationsmöglichkeiten, nämlich „heiß-trocken" für Feuer, „heiß-feucht" für Luft, „kalt-trocken" für Erde und „kalt-feucht" für Wasser. Die Möglichkeit, Elemente zu vermengen bzw. ineinander zu transformieren, gehörte zu den Interpretationen in der Elementelehre, welche jenen der TCM sehr ähnlich waren. Daher sehen es einige Autoren als unrichtig an, die griechischen Elemente lediglich als Bestandteile der Materie zu deklarieren.

Auch in der TCM wurden die Elemente zum Teil als Basisbausteine der Materie angesehen. Man kann also sagen, dass der Begriff „Elemente" sowohl für die Beschreibung von Naturphänomenen steht als auch für die Beschreibung der Grundmaterien. Daher sollte die Übersetzung „Elemente" für „xing" durchaus als akzeptabel gelten.

Die Fünf Elemente stellen also nicht bloß die Basisbestandteile der Natur dar, sondern stehen für fünf grundlegende Abläufe, Qualitäten, Phasen eines Zyklus bzw. für das Vermögen der Phänomene zur Veränderung (Maciocia, 1997). In der Entwicklung der TCM wurde dem Konzept der Fünf Elemente im Laufe der Zeit unterschiedliche Gewichtungen gegeben, was nicht zuletzt auch durch die geschichtlichen Abläufe und die unterschiedlichen Erscheinungen der Zeit erklärbar ist.

Während es über das Konzept von Yin und Yang schon Aufzeichnungen um 700 v. Chr. gibt, wurden die Fünf Elemente erst ca. 476 – 221 v. Chr. erwähnt, wobei es in den Anfängen nicht die Bezeichnung „Fünf Elemente" gab, sondern die Phänomene mit „Fu" – „Regierungssitz" oder „Cai" – „Talent, Fähigkeit" bezeichnet wurden. Auch wurde zeitweise von sechs Erscheinungen gesprochen nämlich Feuer, Metall, Holz, Wasser, Erde und Korn (Maciocia, 1997, Kratky, 2003).

Mit dem Beobachten natürlicher Phänomene und den daraus abgeleiteten Erkenntnissen in Bezug auf die Heilkunst begann die Zeit der strukturierten, eher wissenschaftlichen Arbeit, die zugleich eine Abwendung vom Schamanismus bedeutete. Davon zeugt auch der vermehrte Einsatz von Zahlen wie die „2 Polaritäten Yin und Yang", die „4 Jahreszeiten", die „5 Elemente" oder die „5 Yin- und 6 Yang-Organe.

Die Beobachtung der Dinge, wie „Wasser befeuchtet nach unten", „Feuer schlägt nach oben", „Holz ist biegbar", „Metall kann geformt werden", „die Erde erlaubt das Säen und Ernten" hat sich schlussendlich auch in der TCM manifestiert und diese Synonyme werden zur Beschreibung von Symptomen gewählt. Die für uns oft recht ungewöhnlich anmutenden Beschreibungen von Krankheitsbildern basieren auf derartigen Beschreibungen von Naturphänomenen und dokumentieren deutlich, wie sehr in der TCM die Verbindung von Natur und Mensch zum Tragen kommt.

Die philosophischen Urheber der Theorie der Fünf Elemente entsprangen ebenso wie jene der Yin-Yang Theorie der Yin-Yang-Schule. Da diese Schule auch in politischen Kreisen hoch angesehen war, ergaben sich gewisse ideologische Verbindungen. Jedem Herrscher wurde beispielsweise ein Element zugeordnet, was sich wie ein roter Faden durch alle Aktivitäten,

Auftritte usw. des jeweiligen Herrschers zog. Zeitweise wurden auf der Basis der Wandlungsphasen für die jeweiligen Herrscherperioden Vorhersagen getroffen. Ein weiterer Ansatz in der Wahl des Elementes eines Herrschers bestand in der Beobachtung von Naturphänomenen, welche interpretiert wurden und die jeweiligen Herrscher bzw. ihre Berater dazu veranlassten, ein Element zu dem ihren zu erklären. Beispielsweise erschienen während des Aufstieges von Huang Di, dem „Gelben Kaiser", große Ameisen und Regenwürmer. Diese wurden dem Erdelement zugeordnet, weshalb es hieß, das Element Erde sei im Aufstieg, daher wurde es zum Element des Kaisers erklärt. Daher wurde seine Farbe die gelbe und die Amtsgeschäfte wurden unter dem Zeichen der Erde geführt.

In gewisser Weise könnte man aus heutiger Sicht die damaligen Vertreter der Naturalismusschule als einfache Naturwissenschaftler bezeichnen, deren anerkannte Position in der Gesellschaft durchaus jener heutiger Wissenschafter vergleichbar ist (Maciocia, 1997).

Den Fünf Elementen wurden im Laufe der Zeit grundlegende Eigenschaften zugeordnet. Die Geschmackszuordnungen *Salzig* für das absteigende Wasser, *Bitter* für das emporschlagende Feuer, *Sauer* für das biegbare Holz, *Scharf* für das erhärtbare Metall und *Süß* für die Erde, welche Säen, Wachsen und Ernten erlaubt. Dabei stehen aber nicht die eigentlichen Geschmäcker im Vordergrund, sondern vielmehr die inhärenten Eigenschaften der Dinge, also im modernen Sinne ihre chemischen Eigenschaften (Maciocia, 1997).

Die Bewegungseigenschaften der Elemente stehen auch für die natürlichen Bewegungsrichtungen der Dinge. Holz steht für expansive Bewegungen, die nach außen gerichtet sind, während Metall für eine zusammenziehende Bewegungsrichtung steht. Wasser steht für die Abwärts- und Feuer für die Aufwärtsbewegung, die Erde ist sozusagen als neutral zu beschreiben.

Die zeitlichen Zyklen können ebenfalls mit den Elementen beschrieben werden. Für den Frühling bzw. die Geburt steht das Holz-Element, für Wachstum bzw. Sommer das Feuer-Element. Für den Herbst bzw. die Ernte steht das Metall, während das Wasser für den Winter, die Speicherung, steht. Die Erde steht als Element für die Spätzeit jeder Jahreszeit und symbolisiert sozusagen jeweils die Phasen der Umwandlung. Andererseits steht die Erde aber auch für die Mitte, das Zentrum. Man könnte auch sagen, dass mit dem Ende einer Jahreszeit die Energien wieder zur Erde fließen, um dort für den nächsten Abschnitt mit neuer Energie versehen zu werden.

Neben den zugeordneten Eigenschaften der Elemente kommt den unterschiedlichen *Wechselbeziehungen* zueinander eine immense Bedeutung im Hinblick auf die TCM zu. Von den theoretisch 36 möglichen Beziehungen werden im Allgemeinen fünf besonders beachtet, nämlich die kosmologische Sequenz, die Hervorbringungs-Sequenz, die Kontroll-Sequenz, die Überwindungs-Sequenz sowie die Verachtungs-Sequenz.

	Holz	Feuer	Erde	Metall	Wasser
Yin-Organ	Leber	Herz	Milz	Lunge	Niere
Yang-Organ	Gallenblase	Dünndarm	Magen	Dickdarm	Blase
Organzeiten	Leber 1-3, Gallenblase 23-1	Herz 11-13, Dünndarm 13-15	Milz 9-11, Magen 7-9	Lunge 3-5, Dickdarm 5-7	Niere 17-19, Blase 15-17
Öffner	Augen	Zunge	Lippen	Nasenlöcher	Ohren
Funktionen	Speichert das Blut	Bewegt das Blut	Transport, Extraktion	Meister des Qi	Bewahrt das Jing
Sinnesfunktionen	Sehen	Sprechen, Verstehen	Schmecken	Riechen	Hören
Flüssigkeit	Tränen	Schweiß	Speichel vor dem Essen	Flüssigkeit in Lungen	Urin, Speichel bei Liebe, Reden, Qi Gong
Tageszeit	Morgen	Mittag	Spätnachmittag	Abend	Nacht
Jahreszeit	Frühling	Sommer	Spätsommer, Übergangszeiten	Herbst	Winter
Himmelsrichtung	Osten	Süden	Mitte	Westen	Norden
Klimafaktor	Wind	Hitze	Feuchtigkeit	Trockenheit	Kälte

Fortsetzung nächste Seite ▶

◄ *(Fortsetzung)*

	Holz	Feuer	Erde	Metall	Wasser
Bewegung	nach oben	nach außen	keine Bewegung	nach unten	nach innen
Geschmack	Sauer	Bitter	Süß	Scharf	Salzig
Geruch	Säuerlich	Verbrannt	Duftend	Penetrant	Verwesend
Farbe	Grün	Rot, Orange	Gelb, Braun, Erdfarben	Weiß	Schwarz, Dunkelblau
Schädigung durch	Zuviel Laufen	Zuviel Lesen	Zuviel Denken	Zuviel Liegen	Zuviel Stehen
Körperteile	Muskeln, Sehnen, Nägel, Nerven, Nacken, Kopf, Vagina, Penis	Blutgefäße, Gesichtsfarbe, Blut, Schweiß, Dünndarm	Bindegewebe, Fleisch, Extremitäten, Lippen, Mund, Lymphe, Sputum, Zwerchfell	Körperhaare, Haut, Nase, Bronchien, Colon	Knochen, Kopfhaare, Zähne, Innenohr, Rückenmark, Gehirn, Kopfhaare, Augenbrauen, Knie, Füße, LWS, Eierstöcke, Hoden
Korrelierende Gesichtsregion	Augenbrauen, Schläfen	Augen	Mund, Oberlippe	Nase, Backenknochen	Ohren, Kinn, Philtrum
Korrelierende Augenregion	Iris	Augenwinkel	Augenlieder	Sklera	Pupillen
Geräusche	Schreien	Lachen	Singen	Weinen	Stöhnen
Die vier Wurzeln des Körpers	Qi	Yang	ME	Körpersäfte (Jin Ye), Blut (Xue)	Substanz (Jing)
Pulsqualitäten	Gespannt	Überflutend	Gleitend	Oberflächlich	Tief

Abb. 13 Physiologie der fünf Wandlungsphasen (Ploberger, 1999)

	Holz	Feuer	Erde	Metall	Wasser
Geistige Komponente	Hun	Shen	Yi	Po	Zhe
Positive Eigenschaften	Kreativität	Schöpferische Qualitäten	Anständigkeit	Zuverlässigkeit	Weisheit
Tugenden	Freundlichkeit	Respekt, Ehre	Ausgeglichenheit, Aufrichtigkeit	Rechtschaffenheit	Sanftheit
Negative Tugenden	Zorn	Begierde	Grübeln	Trauer, Zukunftssorgen	Angst
Positive Yin-Emotionen	Geduld, Anpassungsfähigkeit, Toleranz, Verständnis, Gelassenheit, Organisationstalent	Geistige Klarheit, Geistesruhe, Friedvoll	Selbstbewusstsein, Vernunft, Aufmerksamkeit	Mitgefühl, Gerechtigkeit, Selbstlosigkeit, Aufrichtigkeit	Anziehend, Charismatisch
Positive Yang-Emotionen	Kreativität, Intuition, Phantasie, Unternehmenslust	Begeisterungsfähigkeit, Wissbegierigkeit, Optimismus, Neugierde	Fürsorglichkeit, Hilfsbereitschaft	Selbstlosigkeit, Großzügigkeit	Willensstärke, Entschiedenheit, Furchtlosigkeit
Negative Yin-Emotionen	Frustration, Depression, Melancholie, Nostalgie	Trauer, Zurückgezogenheit	Nachdenken über die Vergangenheit	Sorgen über die Zukunft	Angst, Minderwertigkeitskomplex, Pessimismus
Negative Yang-Emotionen	Zorn, Ungeduld, Eifersucht, Launenhaftigkeit, Aggression	Zeitdruck, Hysterie, Begierde, Verwirrtheit, Wahnsinn	Besessenheitsdenken, Fanatismus, Nachdenken über die Zukunft	Egoismus, Suchtverhalten	Machtsüchtigkeit, Herrschsüchtigkeit, Aberglauben, Paranoid

Abb. 14: Psychologie der fünf Wandlungsphasen (Ploberger, 1999)

Die kosmologische Sequenz

In der kosmologischen Sequenz wird als erstes Element das Wasser gesetzt, gefolgt von Feuer, Holz, Metall und Erde. Den Elementen wird zu der numerischen Abfolge die Zahl 5 addiert, so dass sich folgende Zahlenzuordnungen ergeben:

6	Wasser
7	Feuer
8	Holz
9	Metall
10 bzw. 5	Erde

Die Addition mit der Zahl Fünf begründet sich in der Chinesischen Philosophie mit der Zuordnung zu allem Irdischen, während die Zahl Sechs den Himmelsphänomenen zugeordnet ist, zu denen auch die Klimata zählen.

Wasser bildet hiernach die Grundlage und den Anfang der anderen Elemente. Das zugeordnete Organ Niere fungiert als Ausgangsbasis für Yin und Yang und beherbergt das vorgeburtliche Qi, also unsere Startenergie. Ebenso speichert die Niere das Feuer des Tores der Vitalität, des „mingman", und gilt auch deshalb als die Quelle des Wassers und des Feuers. Daher gilt das Wasser als Basis aller anderen Elemente. Die Niere speichert auch die Essenz, welche als Grundlage für Qi und Geist dient.

Zwischen der Niere und dem Herzen besteht auch eine direkte Verbindung ohne Umweg über das Holzelement, die Leber. Das bedeutet, es existiert eine fundamentale Beziehung zwischen Wasser und Feuer, dem wohl wichtigsten Gleichgewicht im Körper, entsprechend Yin und Yang. Das Wasser der Niere fließt direkt aufwärts zum Herzen, das Feuer des Herzens fließt direkt abwärts zur Niere, was bedeutet, dass abseits der Überwindungs-Sequenz eine Wechselbeziehung existiert. Die Beziehung zwischen dem Geist und der Essenz wird auf dieser Basis ebenfalls gebildet.

Milz und Magen bilden den Mittelpunkt, das Zentrum in dieser Betrachtungsweise, sie fungieren sozusagen als Dreh- und Angelpunkt. Sie bilden gemeinsam das nachgeburtliche Qi sowie den Ursprung von Qi und Blut, mit dem die anderen Organe genährt werden. Die Unterstützung von Niere, Milz und Magen hat somit immer auch einen unterstützenden Charakter auf die anderen Organe.

Milz und Magen, die Erde also, bilden in dieser Achse auch die direkte Versorgung des Feuers, des Herzens, was bedeutet, dass eine Tonisierung von Milz und Magen auch das Herz stärkt.

Die zentrale Stellung der Erde dokumentiert darüber hinaus ihre Bedeutung im Kreislauf der Jahreszeiten. Sie bildet stets den Abschluss bzw. den Anfang einer Jahreszeit. In der Praxis bedeutet das, dass eine Stärkung der Mitte zum Ende einer Jahreszeit wichtig für Regenerationsprozesse ist und uns insbesondere in der Vorbereitung auf die kalten Jahreszeiten unterstützen kann.

Die vertikale Achse zwischen Feuer, Erde und Wasser steht demnach auch für die Achse Essenz, Qi, Geist, woraus sich die elementare Beziehung zwischen Physiologie und Psychologie in der TCM begründet. Die Ganzheitlichkeit dieses Systems wird daran sehr deutlich aufgezeigt.

Die Darstellung der kosmologischen Sequenz setzt die Erde in die Mitte, das Wasser nach unten, das Feuer nach oben, das Holz nach links und das Metall nach rechts.

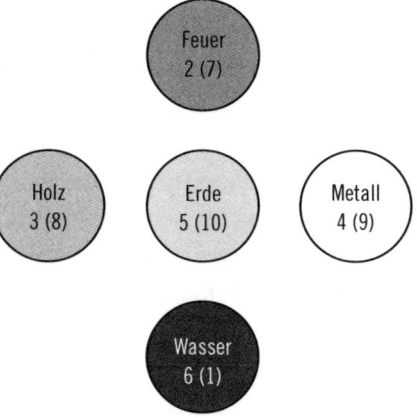

Abb. 15   Die Zahlen der Fünf Elemente

Die Hervorbringungs-Sequenz

In dieser Betrachtung wird dargestellt, wie aus einem Element jeweils ein weiteres hervorgeht. Aus Holz entsteht Feuer, welches wiederum die Erde entstehen lässt. Das Metall entspringt der Erde und aus dem Metall entsteht wiederum das Wasser. Dieses nun steht für die Entstehung des Holzes, womit sich der Kreis schließt. In der bildlichen Betrachtungsweise wird es auch im Mutter-Kind-Verhältnis ausgedrückt, also das Feuer ist das Kind des Holzes und die Mutter der Erde.

Sollten innerhalb dieser Vernetzungen Ungleichgewichte auftreten, kann dies natürlich auch zu Problemen und krankhaften Zuständen führen. Dazu kann es kommen, wenn das Mutter-Element das Kind-Element nicht ausreichend versorgen kann oder aber, wenn das Kind-Element auf Grund einer konstitutionellen oder krankhaft bedingten Situation vom Mutter-Element übermäßig viel einfordert, es also überlastet. Dazu einige Beispiele:

Die Leber kann das Herz nicht ausreichend versorgen, die Mutter-Kind-Beziehung ist also aus dem Gleichgewicht, wie bei einem Leber-Blut-Mangel, der zu einem Herz-Blutmangel führen kann. Dieser kann sich in Schlafstörungen oder auch Palpitationen äußern. Es ist aber auch möglich, dass die Gallenblase des Holzelementes das Herz beeinflusst, und zwar auf einer psychologischen Ebene, denn die Gallenblase steht für die Kraft, Entscheidungen zu treffen. Dadurch wird der dem Herzen zugeordnete Geist nicht ausreichend gestärkt, es fehlt schließlich an Mut und führt zu Ängstlichkeit und Unsicherheit.

Andererseits kann ein Herz-Blutmangel auch zu einem allgemeinen Blutmangel führen, welcher die Leber in ihrer Funktion als Blutspeicherorgan negativ beeinflusst, mit der möglichen Folge einer Amenorrhö (Ausbleiben der Menstruation).

Das Herz als Mutter kann die Milz beeinflussen. Der im Herzen beherbergte Geist steht zur Stärkung der Milz, insbesondere ihrer psychologischen Eigenschaften zur Verfügung. Des Weiteren benötigt das Yang der Nieren genügend Herz-Feuer, fehlt es in ausreichender Menge, kann dies zu Kältegefühlen und Diarrhö (Durchfall) führen.

Die Milz gilt als Produktionsstätte von Qi und Blut (im Sinne der TCM!), welches für das Herz besonders wichtig ist. Kann die Milz dieser Aufgabe nicht genügend nachkommen, leidet das Herz, es kommt zu Schlafstörungen, Depressionen, Vergesslichkeit. Ebensolche Beziehungsmuster gibt es auch zwischen den übrigen Verbindungen der Hervorbringungs-Sequenz.

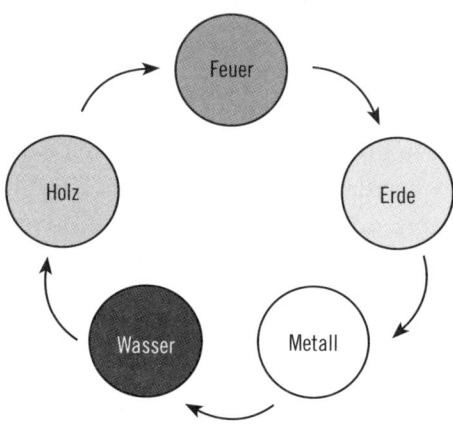

Abb. 16   Die Hervorbringungs-Sequenz

Die Kontroll-Sequenz

Hier wird dargestellt, welche Elemente aufeinander die Kontrolle ausüben. Durch diese Kontrollmechanismen soll das Gleichgewicht zwischen den Elementen aufrecht gehalten werden. Durch die bestehenden Wechselbeziehungen zwischen der Hervorbringungs-Sequenz sowie der Kontroll-Sequenz entsteht ein System der Regulation. Diese selbststeuernden Prozesse bilden in der Ideologie der TCM ein wichtiges Grundgerüst in der Therapie, denn vorrangiges Ziel ist es zunächst immer, das Gleichgewicht zu erhalten und verloren gegangenes Gleichgewicht wieder zu erlangen, indem die Selbstregulationskräfte des Körpers unterstützt werden.

Die Überwindungs-Sequenz

Wenn die Kontrollmechanismen aus dem Gleichgewicht geraten, indem ein Element durch ein anderes zu sehr kontrolliert wird, also eine Überkontrolle stattfindet, bricht das Beziehungssystem zusammen und Krankheiten können entstehen. Die Darstellung dieser Beziehung entspricht jener der Kontroll-Sequenz, wodurch sich in der Therapie auch die nötigen Schritte ableiten lassen, um wieder ein Gleichgewicht zu erlangen.

Diese Prozesse sind auch in der Natur zu beobachten, insbesondere in Bezug auf das unnatürliche Eingreifen des Menschen in die Abläufe.

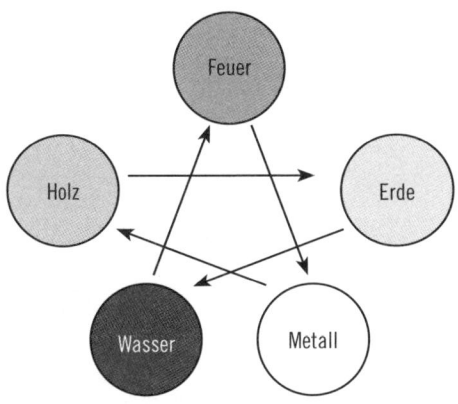

Abb. 17   Die Kontroll- und Überwindungssequenz

Das bedeutet, dass die Leber die Milz kontrolliert, das Herz die Lunge kontrolliert, die Milz die Niere kontrolliert, die Lunge die Leber kontrolliert und die Niere das Herz kontrolliert.

Die Nutzung des Modells der Wandlungsphasen darf natürlich nicht die tatsächlichen Organfunktionen außer Acht lassen, denn bei den Wandlungsphasen geht es schlussendlich um die Darstellung der Interaktionen der Organe und nicht um ihre physiologischen Funktionen. Zusammen mit den Erkenntnissen der Medizin bilden sie jedoch ein hervorragendes und seit Jahrtausenden bewährtes Modell der Diagnose und Therapie. In Bezug auf die Energieleitbahnen lassen sich Fehlfunktionen und Disbalancen als Basis für passende therapeutische Konzepte im Bereich der Energetik sehr gut analysieren.

Die Verachtungs-Sequenz

Die TCM bezeichnet hier Beziehungsmuster, die sozusagen darstellen, dass ein Organ auf sein Kontroll-Organ „schlecht zu sprechen ist" – es wendet sich ab, es lässt sich eben nicht kontrollieren.

Wenn beispielsweise die Lunge die Leber verachtet, kann das Problem vorliegen, dass das Leber-Qi in der Bewegung zur Lunge stagniert und somit die Atmung negativ beeinflusst werden kann. Oder aber das Herz-Feuer strebt zu stark zur Niere und verursacht damit einen Mangel an Nieren Yin.

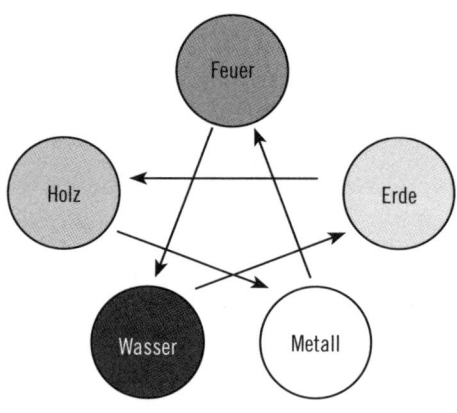

Abb. 18 Die Verachtungs-Sequenz

Zusammengefasst kann man feststellen, dass es im Grunde vier Möglichkeiten gibt, dass die Elemente aus dem Gleichgewicht geraten können (Maciocia, 1997):

1. Das Element ist in Fülle und beeinträchtigt somit den Überwindungs-Zyklus in ein anderes Element.
2. Ein Element ist in Leere und wird daher von einem anderen Element über den Verachtungs-Zyklus beeinträchtigt.
3. Ein Element ist in Fülle und entzieht auf diese Weise seinem Mutter-Element die Energie.
4. Ein Element ist in Leere und daher nicht im Stande, im Fütterungs-Zyklus das zugeordnete Element zu versorgen.

7. Die Substanzen aus der Sicht der TCM

Körper, Geist und Seele bilden in der Chinesischen Philosophie eine untrennbare Einheit, deren Funktionieren vom Zusammenspiel der so genannten Vitalen Substanzen abhängt. Die Basis all der Substanzen bilden die verschiedenen Arten des Qi, die in unterschiedlichen Manifestationen vorliegen, von substanzlos bis sehr materiell. Man unterscheidet

- Qi
- Blut – Xue
- Essenz – Jing
- Körperflüssigkeiten – Jinye

Qi in der Chinesischen Philosophie

Im Grunde können alle Substanzen des Lebens im weitesten Sinne als Manifestationen von Qi angesehen werden. Schon das Zeichen für Qi dokumentiert dies eindrucksvoll: Es setzt sich aus dem Zeichen für Dunst, Dampf, Gas sowie dem Zeichen für Reis zusammen. Die Ausrichtung für das Feine, das Substanzlose sowie die Ausrichtung für das Grobe, Materielle sind auf diese Weise klar manifestiert.

In jedem Falle ist Qi keiner Richtung zuzuordnen, da es in unserem Denksystem der Polaritäten keine Synonyme für das Wort gibt. Qi genau zu übersetzen ist eher schwierig, es bleiben im Grunde immer Umschreibungen für einen ganzheitlichen Begriff, der in seiner grenzenlosen Darstellungsdichte kaum zu fassen ist. Aus der Sicht der Physik bietet sich natürlich der Begriff

„Energie" an, da er im Sinne moderner Ansätze das Masse-Energie-Kontinuum am besten ausdrückt. Aus der Sicht der Sinologen wäre eine Übersetzung mit „Materie" sinnvoll, da auch hier die verschiedenen Abstufungen das Allumfassende geben. Aus der Sicht der chinesischen Philosophen bewegt sich das ganze Universum immer zwischen den Polaritäten, es herrscht eine ständige Transformation der energetischen Zustände. Beispiele für die Vertreter dieser Polaritäten sind Erde und Himmel, Wasser und Feuer, Klar und Trüb, Leicht und Schwer, Leben und Tod. In den Beschreibungen der Entstehung der Welt spricht man von der Zeit, als es zur Differenzierung kam, in der das Leichte und Klare aufstieg, zum Himmel wurde, das Schwere und Feste niedersank und zur Erde wurde. Demnach gibt es auch keine absolute Leere, die Geburt steht für die Kondensation von Qi, der Tod für die Auflösung von Qi.

Qi aus der Sicht der TCM

Die philosophische Sichtweise spiegelt sich im Grunde auch in der TCM wider. Danach stellt Qi das materielle Substrat des Universums dar und damit auch des menschlichen Lebens. Qi bildet also die *Wurzel unserer Existenz*. Es manifestiert sich sowohl physisch als auch psychisch und befindet sich fortwährend in einem Fluss zwischen den Manifestationen.

Die Schwierigkeit in der Diagnose und Therapie besteht nun darin, die Qi-Arten exakt voneinander zu unterscheiden, um den ungehinderten Fluss gewährleisten zu können. Ist dieser Fluss gestört, stellen sich in Folge der Kondensation der Energie Blockaden ein, die schwerwiegende Krankheitsbilder nach sich ziehen können.

Die Essenz in der TCM

Die Übersetzung für Essenz lautet *Jing*, das chinesische Schriftzeichen beschreibt damit etwas Destilliertes, etwas aus einem Verfeinerungsprozess gewonnenes, also im Grunde ein Extrakt, weshalb Jing als sehr wertvoll angesehen wird.

Die *Vor-Himmelsessenz* entsteht durch die Verbindung der männlichen und der weiblichen Energien und ist in Qualität und Quantität fixiert, wenngleich sie durch entsprechende Lebensweisen und Übungen positiv beeinflusst werden kann. Dazu gehört eine gemäßigte Lebensweise, eine ausgewogene und bedarfsorientierte Ernährung, mäßige sexuelle Betätigung und eine absolutes Gleichgewicht der Lebensinhalte.

Die Nach-Himmelsessenz wird aus Nahrung und Getränken in Milz und Magen gewonnen sowie durch die Lunge aus der Luft.

Die Essenz der Nieren stellt eine sehr spezifische Energieart dar, welche für den menschlichen Körper und Geist eine grundlegende Rolle spielt. Sie setzt sich aus der Vor- und der Nach-Himmelsessenz zusammen und ist durch eine entsprechende Lebensweise nachfüllbar. Sie bestimmt das Wachstum, die Fortpflanzung, die körperliche und geistige Entwicklung, die Reifung und die Vitalität.

Zur Unterscheidung von Qi und Essenz seien folgende Punkte angemerkt:(Maciocia, 1997):
– Die Essenz wird geerbt, das Qi kann nach der Geburt vermehrt werden
– Die Essenz ist fluidisch, das Qi energetisch
– Die Essenz ist in den Nieren beheimatet, das Qi im ganzen Körper
– Das Auffüllen der Essenz ist eher schwierig, das von Qi jederzeit möglich
– Die Essenz folgt Zyklen von 7 und 8 Jahren, Qi folgt wesentlich kürzeren Zyklen
– Essenz ist langsam und nur über lange Zeiträume veränderbar, Qi kann stetig und rasch bewegt werden

Essenz dient also der Entwicklung des Menschen und unterliegt sehr genauen Rhythmen: Die Essenz des Mannes fließt in Rhythmen von 8 Jahren, jene der Frau in Zyklen von 7 Jahren. Dies zeigt sich insbesondere bei den physiologischen Veränderungen im Leben.

Frau	Mann
7 Jahre – Milchzähne fallen aus, das Haar wächst	8 Jahre – Fülle der Nierenenergie, Haare und Zähne wachsen
14 Jahre – der Himmelstau trifft ein (Mens), das Konzeptionsgefäß fließt	16 Jahre – Nierenenergie ist stärker, der Himmelstau kommt an (Sperma), Yin-Yang Harmonie, Zeugungsfähigkeit
21 Jahre – Höhepunkt der Nieren-Essenz, Weisheitszähne kommen, Höhepunkt des Wachstums	24 Jahre – Höhepunkt der Nierenenergie, Sehnen und Knochen sind am stärksten, Weisheitszähne kommen
28 Jahre – Sehnen und Knochen werden stark, optimales Wachstum der Haare, der Körper blüht	32 Jahre – Muskeln sind stark, kraftvolle Zeit
35 Jahre – Yang-Bahnen werden schwächer, das Gesicht welkt langsam, Haarausfall beginnt	40 Jahre – Nierenschwäche beginnt, das Haar fällt langsam aus, die Zähne werden locker
42 Jahre – Yang-Leitbahnenpaare werden schwach, das Gesicht dunkelt, das Haar ergraut	48 Jahre – Yang Qi ist erschöpft, Gesicht dunkelt, Haar wird grau
49 Jahre – Konzeptionsgefäß ist leer, Durchdringungsgefäß erschöpft, Himmelstau trocknet aus, der Uterus ist geschlossen	56 Jahre – Lebensenergie ist schwächer, Sehnenbeweglichkeit nimmt ab, Himmelstau trocknet aus, Nierenschwäche

Abb. 19 Die Lebenszyklen aus der Sicht der TCM (Ploberger, 1999)

Für den Aufbau des Nieren-Qi benötigt der Körper die Essenz, aus der er die unterschiedlichen Erscheinungsformen der Energie gewinnt. Da die Essenz als Flüssigkeit zum Yin gehört, kann sie auch als Aspekt des Nieren-Yin angesehen werden. Sie bietet aber auch die Basis für das Nieren-Yin, aus dem mit dem Nieren-Yang zusammen das Nieren-Qi gewonnen wird. Man zeichnet die Niere gerne mit dem Bild eines Kamins, in dessen Feuerstelle ein Kessel namens Niere hängt. Das Nieren-Yang feuert den Kessel an, in dem sich das Nieren-Yin in Form von Wasser befindet. Das Kondensat, gleichzusetzen mit dem Qi, kann nun zirkulieren.

Die Essenz erzeugt das Mark, wobei dies nicht wörtlich zu verstehen ist, sondern ein Mark gemeint ist, welches als Basis für die Knochenmarkproduktion, das Rückenmark sowie das Gehirn dient.

Die individuelle konstitutionelle Stärke eines Menschen ist von der Menge und Qualität der Essenz abhängig. Somit bestimmt sie auch unser Abwehrverhalten gegenüber äußeren pathogenen Faktoren. Mit anderen Worten – je verantwortungsvoller man mit seinen Ressourcen umgeht, desto mehr Essenz steht für die Abwehr zur Verfügung.

Zusammengefasst hat die Essenz vier Hauptaufgaben:
1. Wachstum, Fortpflanzung und Entwicklung
2. Grundlage des Nieren-Qi
3. Aufbau von Mark
4. Grundlage der konstitutionellen Stärke

Essenz und Qi bilden die Basis für die Entwicklung des Geistes. Alle drei Substanzen werden gerne auch als *die* „Drei Schätze" bezeichnet. Mit anderen Worten liegt uns das Qi hier in drei unterschiedlichen Kondensationszuständen vor, von sehr grob (Essenz) über fein (Qi) bis zu substanzlos (Geist).

7.1. Die Grundarten des Qi

Qi kann im Körper in sehr unterschiedlichen Formen vorliegen, die wichtigsten wollen wir nun betrachten.

Das Ursprungs-Qi

Im Grunde liegt hier das Qi als verfeinerte Form der Essenz vor und gilt gleichzeitig als Grundlage aller ursprünglichen Yin-Energien und Yang-Energien. Das Ursprungs-Qi bildet die treibende Kraft für alle Organe und stellt eine Art Verbindung zwischen der Essenz und dem „Tages-Qi" dar, welches sich schneller ändert. Des Weiteren bildet es die Grundlage des Nieren-Qi. Es heißt, dass es zwischen den Nieren, unterhalb des Nabels lokalisiert ist und zusammen mit dem Mingmen (Tor der Vitalität) die nötige Wärme zur Funktion der Organe erzeugt. Es unterstützt die Umwandlung des Sammel-Qi in Wahres Qi und die Umwandlung des Nahrungs-Qi in Blut.

Vom Ursprung aus steigt das Ursprungs-Qi über den Dreifach-Erwärmer auf in den ganzen Körper, bewegt sich über die Leitbahnen und tritt an den Yuan-Quellpunkten vor.

Das Nahrungs-Qi

Das Nahrungs-Qi stellt die erste Stufe bei der Umwandlung von Nahrung dar. Nach der Fermentation und Reifung im Magen wandert die Nahrung zur Milz, wo die Umwandlung in Nahrungs-Qi stattfindet, welches nun vom Mittleren Erwärmer zur Lunge gelangt. Dort bildet es zusammen mit der Luft das Sammel-Qi. Ein weiterer Weg führt über die Lunge zum Herzen, wo es in Blut umgewandelt wird, wobei hier das Nieren-Qi und das Ursprungs-Qi unterstützen. Nahrung stellt also aus der Sicht der Chinesischen Philosophie eine wichtige Grundlage für den stetigen Aufbau und Erhalt von Qi dar, weshalb der Ernährung auch ein viel größerer Stellenwert in der ganzheitlichen Gesunderhaltung beigemessen wird als bei uns.

Das Sammel-Qi

Die Hauptaufgaben des Sammel Qi sind
1. Nähren von Lunge und Herz
2. Unterstützung der Lunge bei der Kontrolle des Qi und der Atemfunktion
3. Unterstützung des Herzens bei der Generation des Blutes
4. Kontrolle von Sprache und Stimme
5. Unterstützung der Blutzirkulation in den Extremitäten

Wenn das Sammel-Qi schwach ist, kann dies über die Funktion des Kreislaufes, der Herz- und Lungenfunktionen und an Hand der Stimme festgestellt werden. Es resultieren daraus letztendlich auch emotionale Probleme wie Depressionen.

Sammel-Qi und Ursprungs-Qi unterstützen einander, Ursprungs-Qi fließt aufwärts, Sammel-Qi abwärts. Sie bilden also eine Achse zwischen Lunge und Niere. Der Bereich des Thorax, wo sich das Sammel-Qi anhäuft, wird auch als das Meer des Qi bezeichnet und ist eines der vier Meere. Über spezielle Atemübungen lässt es sich positiv beeinflussen.

Das Wahre Qi

Aus dem Sammel-Qi entsteht unter zu Hilfenahme des Ursprungs-Qi das Wahre Qi. Es bildet das Endstadium der Qi-Verfeinerung und stellt das Qi dar, welches in den Meridianen zirkuliert. Es liegt in zwei Formen vor, nämlich dem Nähr-Qi und dem Abwehr-Qi.

Das Nähr-Qi nährt, wie der Name schon sagt, die inneren Organe, also die fünf Yin-Organe und die sechs Yang-Organe. Es zirkuliert sowohl über die Leitbahnen als auch über das Blut und kann über die Akupunktur beeinflusst werden.

Das Abwehr-Qi, eine gröbere Ausrichtung von Qi, fließt eher in den äußeren Schichten des Körpers außerhalb der Leitbahnen, um den Körper zu schützen. Schutz gibt es gegen den Angriff der äußeren pathogenen Faktoren Wind, Kälte, Nässe, Hitze, reguliert die Poren und damit die Körpertemperatur. Die Lunge kontrolliert das Abwehr-Qi, weshalb eine Schwächung der Lunge zu einer höheren Anfälligkeit für Krankheiten führen kann. Das Abwehr-Qi hat seinen Ursprung im Unteren Erwärmer in der Niere, es wird im Mittleren Erwärmer durch Milz und Magen genährt und im Oberen Erwärmer durch die Lunge verteilt.

Man sagt, dass das Abwehr-Qi in 24 Stunden 50 mal zirkuliert, jeweils 25-mal tags und nachts. Über Tag bewegt es sich an der Körperoberfläche, nachts in den Yin-Organen. Während des Tages zirkuliert es an der Oberfläche in den Yang-Leitbahnen, vom Tai Yang über das Shao Yang zum Yang Ming. Laut dem „Zentrum des Wirkvermögens" tritt das Abwehr-Qi vom Inneren über den Kreuzungspunkt der Tai-Yang-Meridiane Dünndarm und Blase am inneren Augenwinkel an die Oberfläche und sorgt damit für das Öffnen der Augen am Morgen. Des Nächtens fließt es dann wieder in die Yin Organe, über die Niere zum Herz, der Lunge, der Leber bis zur Milz. Jede Periode des Halbtages (12 Stunden) wird in 25 Sektionen unterteilt.

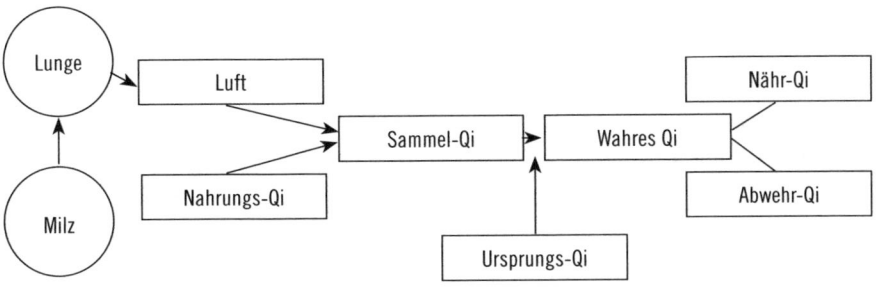

Abb. 20   Die Herkunft des Qi (Maciocia, 2003)

Eine wichtiger Aspekt zur Erhaltung der Gesundheit liegt in den Fließrichtungen des Qi, welche grundlegend auf- und absteigend sowie ein- und austretend sind. Probleme im Bereich des Qi können sich durch folgende Arten manifestieren:
1. Qi-Mangel, das heißt, es liegt eine Leere von Qi vor, häufig beim Qi von Milz, Lunge oder Niere
2. Absinken des Qi, dies geschieht in Folge der Leere und führt zu eklatanten Problemen der Organe, häufig der Milz
3. Stagnation von Qi, das heißt, es bewegt sich nicht und führt zu Blockaden, meist im Bereich der Leber
4. Rebellion des Qi, das heißt, die Fließrichtung stimmt nicht mit der ursprünglichen überein

7.2. Die Umwandlungen von Qi

Die Funktionen des Menschen beruhen im Grunde auf den unterschiedlichen Umwandlungen von Qi, wie schon oben beschrieben. In kondensiertem Zustand ist es von Yin-Natur und formt den materiellen Körper.

Das verteilte Qi dagegen ist von Yang-Natur und bildet die Grundlage der Lebensvorgänge.

Wenn sich das Qi im Gleichgewicht befindet und kräftig ist, befindet sich der Mensch in Blüte und Gesundheit. Grundlage bildet das Ursprungs-Qi, also die bewegende Kraft zwischen den Nieren. Sie speichert die Essenz und verwaltet das Feuer zur Umverteilung. Die Bewegungsrichtungen des Qi lassen sich mit den Bewegungsrichtungen von Yin und Yang klar erklären und sind in ihrer Funktion sowie den Organzuordnungen definiert. Eine wichtige Achse bilden dabei die Verbindungen von Milz und Magen, Leber und Lunge sowie Herz und Niere, in Verbindung stehen diese Achsen durch den Dreifach Erwärmer.

Der Dreifach-Erwärmer gilt als Yang Organ, dessen Funktionen in den Schriften mit „Herauslassen" bzw. „Durchgehen lassen" beschrieben werden. Er unterstützt sozusagen alle Organe in ihren Funktionen, sorgt für einen freien Durchlass für Qi und Entschlackung.

Im Oberen Erwärmer mit den Organen Herz und Lunge unterstützt er die Verteilung des Qi zur Haut und zu den Muskeln, also in erster Linie für die Bewegung des Abwehr-Qi nach außen. Im mittleren Erwärmer mit den Organen Magen und Milz geht es darum, die Umwandlung der Nahrung zu unterstützen, und das daraus entstandene Qi aufwärts Richtung Lunge zu gewährleisten. Es kontrolliert also in erster Linie dass Nähr-Qi, die Aufwärtsbewegung des Milz-Qi und die Abwärtsbewegung des Magen-Qi. Im Unteren Erwärmer mit den Organen Niere, Leber, Blase und Darm geht es um Transformation, Transport und Ausscheidung, die Bewegungstendenz geht nach unten.

Der Dreifach-Erwärmer ist also als Unterstützung für die korrekte Verteilung des Qi verantwortlich und somit wesentlich an der Erhaltung der Gesundheit beteiligt. Sein Zusammenspiel mit den Organen und den Leitbahnen bildet die Basis für den Qi-Fluss und damit die Verteilung aller Substanzen des Körpers.

7.3. Das Blut (Xue)

In der Chinesischen Philosophie kommt dem Blut eine andere Bedeutung zu als in der Westlichen Medizin. Hier wird eine Form von Qi gesehen, die in einer sehr dichten und groben Form vorliegt, das heißt, das Qi bringt eigentlich erst das nötige Leben ins Blut. Blut wird aus dem Nahrungs-Qi aufgebaut, welches zuvor in der Milz hergestellt wurde. Das Nahrungs-Qi wird zur Lunge geschickt und von dort weiter zum Herzen, wo es zu Blut umgewandelt wird. Dieser Prozess wird noch durch den Einfluss des Ursprungs-Qi sowie durch die Essenz der Nieren unterstützt. Daher ist für eine gute Blutbildung auch die Stärkung von Milz und Niere wichtig.

Das Blut sorgt für eine gute Ernährung des Körpers durch die Verteilung von Nährstoffen sowie eine gute Befeuchtung des Körpers. Darüber hinaus liefert es die materielle Basis für die Entwicklung des Geistes Shen.

Das Blut hat zu allen Organen eine sehr enge Beziehung, die meist wechselseitig ist. Außerdem ist die Wechselbeziehung von Blut und Qi von großer Bedeutung. Qi erzeugt, bewegt und hält das Blut, das Blut wiederum nährt das Qi.

Blut und Essenz beeinflussen sich ebenfalls wechselseitig. Sie können sich ineinander umwandeln, die Essenz unterstützt die Blutbildung und das Blut nährt die Essenz.

Zu Problemen kann es kommen, wenn ein Blut-Mangel vorliegt, meist durch eine Schwäche der Milz. Blut-Hitze liegt vor, wenn die Leber in Hitze ist, meist infolge pathogener Faktoren. Und eine Blut-Stase kann es in Folge mangelnder Blutbewegung kommen, hervorgerufen durch eine Qi-Stagnation, durch Hitze oder Kälte.

7.4. Die Körperflüssigkeiten (Jinye)

Das chinesische Wort für Körperflüssigkeiten *Jinye* setzt sich aus den Begriffen „Jin" für feucht, flüssig oder Speichel sowie „Ye", Flüssigkeiten in lebenden Organismen zusammen.

Die Körperflüssigkeiten werden aus der Nahrung aufgebaut und je nach Funktion und Reinheitsgrad im Körper verteilt:

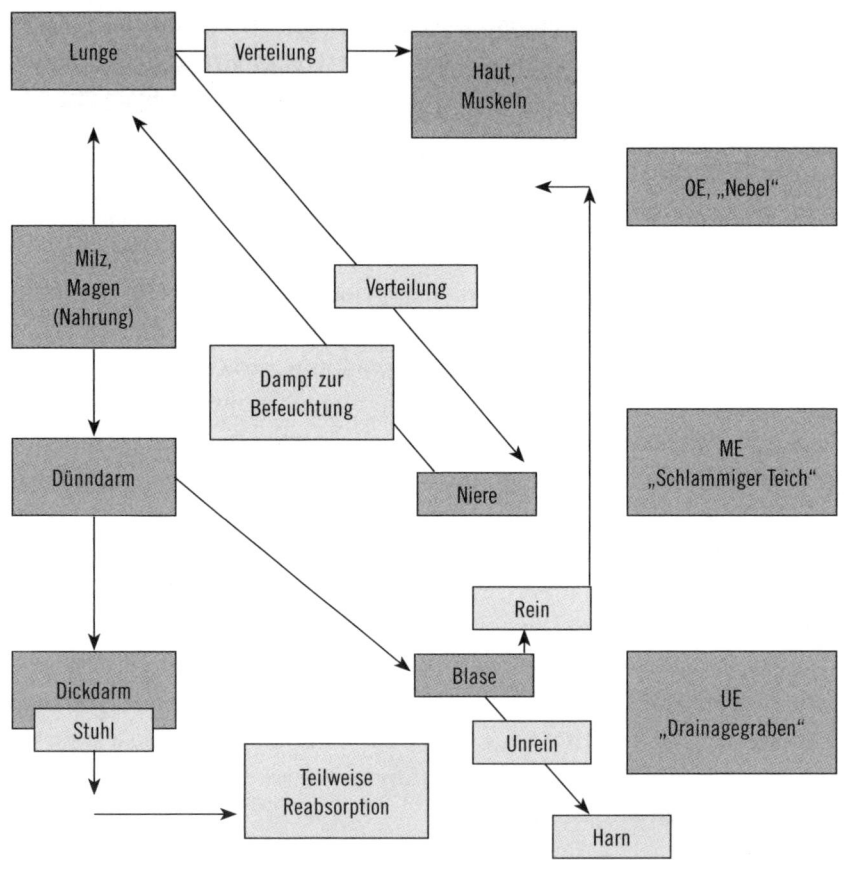

Abb. 21 Herkunft, Umwandlung und Ausscheidung der Körperflüssigkeiten (Maciocia, 2003)

Flüssigkeiten (Jin) sind leicht, klar und wässrig und zirkulieren mit dem Abwehr-Qi an der Oberfläche des Körpers. Damit stehen sie unter der Kontrolle der Lunge sowie des Oberen Erwärmers. Sie sorgen für Befeuchtung, Ernährung von Haut und Muskeln, Schweiß, Tränen, Speichel und Schleimsekretion. Darüber hinaus regulieren sie die Konsistenz vom Blut.

Die *Säfte (Ye)* sind eher trüb, schwer und dicht. Sie zirkulieren mit dem Nähr-Qi im Körperinneren und unterstehen der Milz und der Niere (Umwandlung) sowie des Mittleren und des Unteren Erwärmers (Ausscheidung, Bewegung). Sie befeuchten die Gelenke, den Rücken, das Gehirn und das Mark. Sie befeuchten auch die Öffner der Sinnesorgane.

Die Körperflüssigkeiten stehen in einer engen Beziehung zum Blut sowie zum Qi, ein Mangel bzw. eine zu hohe Konzentration (Ansammlung) führen zu Krankheiten.

8. Qi-Anpassung als Trainingseffekt

Wie bereits beschrieben, liegt das grundlegende Ziel in der TCM darin, die Harmonie aufrecht zu erhalten. Entgleisungen stellen für den Organismus immer einen erhöhten Aufwand dar und sollten daher, wenn möglich, nicht im Übermaß provoziert werden. Da die Ausübung sportlicher Aktivitäten, insbesondere wenn sie leistungsorientiert sind, den gesamten Organismus fordern, ist es unabdingbar, dass die individuellen konstitutionellen Möglichkeiten erkannt und akzeptiert werden. Mit anderen Worten – es ist wichtig, sich seiner Möglichkeiten bewusst zu sein, die ja im Grunde aus der Sicht der TCM mit der Zeugung maßgeblich definiert werden.

Ein an die individuellen Möglichkeiten angepasstes Training zieht einen Verbrauch von Qi nach sich, also einen kontrollierten Qi-Mangel, den man durchaus als sinnvolle Reizsetzung interpretieren kann. Das Auffüllen des verbrauchten Qi kann als Adaption an den gesetzten Reiz betrachtet werden und bildet somit die Grundlage des Trainingseffektes.

Die Kunst liegt nun darin, die Grenzen des Trainings so auszureizen, dass tiefergehende Mangelsituationen wie ein Yang- oder ein Yin-Mangel oder auch ein Mangel an Xue oder Körperflüssigkeiten nicht entstehen können, denn diese wären ganz klar als pathologisch einzustufen. Ebenso ist es wichtig, bereits vorhandene Mangelerscheinungen rechtzeitig zu erkennen, damit die Ausübung sportlicher Aktivitäten nicht zur Schädigung der Substanzen führen. Dazu gehört natürlich insbesondere auch eine Berücksichtigung der jeweiligen Lebenssituationen und der Konstitution, das heißt, Sport in intensiverem Ausmaß kann nur ausgeübt werden, wenn die Physis und Psyche in der Balance sind. Leistungsorientierter Sport darf hier nicht als therapeutisches Instrument missbraucht werden – angepasste Bewegung ist hingegen schon sinnvoll, denn sie dient sicher der Unterstützung ausgleichender Maßnahmen in der Regulation von Disbalancen.

Mit anderen Worten – wer Sport betreiben möchte, um persönliche oder auch vergleichbare Leistungsoptimierungen zu erreichen, kann dies ohne Verletzung der Ressourcen nur umsetzen, wenn der Organismus in der Balance ist – im Gegensatz zum therapeutischen Sport, der dazu dient, das System wieder in Einklang zu bringen. Die Ausübung von Sport darf also die Essenz und das Ursprungs-Qi nicht schädigen, sondern nur das auffüllbare Qi in Anspruch nehmen. Wer sich dies zur Maxime macht, wird durch den Sport sicher die Umsetzung der eigenen Ziele realisieren können und den kontrollierten Qi-Mangel als Trainingsreiz bzw. Adaption des Trainingsreizes sehen können.

Um die eigene Ausgangslage richtig einschätzen zu können, ist es natürlich hilfreich, eine eingehende Konstitutionsbestimmung aus der Sicht der TCM von einem erfahrenen TCM-Arzt vornehmen zu lassen. Mit den vielfältigen Diagnoseverfahren kann der Ist-Zustand sehr genau erfasst werden, und auch mögliche vorhandene Disbalancen wie Leere- oder Füllezustände werden sich dabei offenbaren. Eine derartige Diagnose kann dazu dienen, einerseits die Sporttauglichkeit im Allgemeinen und andererseits mögliche Präferenzen für Sportarten aufzuzeigen. Das bedeutet, der Sport sollte sowohl in der Art als auch im Intensitätsgrad den individuellen Möglichkeiten entsprechen.

Im Gegensatz zur westlichen Betrachtungsweise ist der Verbrauch der Energie nicht vorherzusagen oder zu berechnen. Es bedarf schon eines sehr guten Körperbewusstseins, um hier die feine Linie zwischen angemessenem Energieverbrauch und einer Schädigung der Substanzen immer zu erfassen. Dabei spielt natürlich auch die Fähigkeit eine Rolle, Qi aus dem Raum bzw. der Erde aufnehmen zu können und damit die eigenen Ressourcen zu schützen. Entsprechende Techniken sind hier insbesondere aus den asiatischen Bewegungs- und Kampfformen sowie den Meditationen bekannt und lassen sich durchaus auch im Sport einsetzen. Wer es nach vielen Jahren des Übens einmal auf eine meisterliche Stufe gebracht hat, wird in punkto Energieverbrauch und Energiebedarf sowieso nicht mehr in die üblichen Denkmuster der Sportwissenschaft mehr passen und zu Leistungen befähigt sein, die außerhalb der normalen sportlichen Möglichkeiten liegen.

Neben den konstitutionellen Aspekten sind natürlich auch die Aspekte des Sportes an sich von immenser Bedeutung. Hier stehen insbesondere folgende Punkte im Focus:

- Sportart – die daraus folgenden typischen Belastungsmuster, Einzel- oder Mannschaftssportarten, Sportarten mit und ohne körperlichen Kontakt.
- Belastungsdauer.
- Belastungsintensität.
- Rahmenbedingungen wie klimatische Aspekte, Höhenlagen, Medium, in dem die Belastung erfolgt (insbesondere wenn die Belastungen im oder auf dem Wasser erfolgen), Tageszeit, Jahreszeit.
- Psychologische Aspekte wie Leistungsdruck, Erwartungshaltungen an sich und von Außen, mediale Beobachtungen, Konkurrenzsituationen.

Alle diese Aspekte haben einen starken Einfluss auf das Qi und es ist wichtig, diese stets zu beachten und insbesondere auch in die Ernährungsberatungen mit einzubeziehen. Um die Balance immer zu erhalten, müssen also die besonders in Anspruch genommenen Systeme entsprechend gestärkt werden.

9. Energiebereitstellung aus westlicher Sicht

Die Energiebilanz

Die Ermittlung des Energiebedarfs ist die erste wesentliche Voraussetzung für eine bedarfsorientierte Ernährungsempfehlung, in der normalerweise eine ausgeglichene Energiebilanz angestrebt wird. Der Energiebedarf eines Erwachsenen wird als diejenige mit der Nahrung aufgenommene Energiemenge definiert, durch die der Energieverbrauch ausgeglichen wird, wenn die Körpergröße, die Körper-Zusammensetzung sowie die körperliche Aktivität des Betroffenen der Aufrechterhaltung einer langfristig guten Gesundheit und Leistungsfähigkeit entsprechen. Der gesunde Mensch deckt seinen Energiebedarf durch die Aufnahme von frei wählbarer Nahrung (Elmadfa, 2004). Wird mehr Energie zugeführt als verbraucht werden kann, spricht man von einer positiven Energiebilanz, unterschreitet die Zufuhr den Bedarf, spricht man von einer negativen Bilanz.

Grundlegend gibt es verschiedene Möglichkeiten der Bedarfsermittlung, wobei aber schon aus Kostengründen in der alltäglichen Praxis eher einfache Modelle gewählt werden, während zum Beispiel im professionellen Hochleistungssport der jeweilige Energieverbrauch sehr genau gemessen werden kann.

Der Energiebedarf setzt sich zusammen aus dem Grundumsatz, der nahrungsindizierten Wärmeentwicklung sowie dem Leistungsumsatz. Unter dem zugrunde liegenden Grundumsatz (GU) versteht man die zur Erhaltung aller lebensnotwendigen Körperfunktionen mindestens benötigte Energiemenge. Diese kann unter definierten Bedingungen (mindestens 12 Stunden nach der letzten Nahrungsaufnahme, bei einer Umgebungstemperatur von ca. 20 Grad Celsius und bei völliger körperlicher und emotioneller Inaktivität) kalorimetrisch bestimmt werden:

- *Direkte Kalorimetrie :* In einer geschlossenen Kammer wird die abgegebene Wärme gemessen, womit auch der physiologische Brennwert bestimmt werden kann sowie der Energieverbrauch in Relation zum O2-Verbrauch
- *Indirekte Kalorimetrie:* Messung des O2-Verbrauches sowie des abgeatmeten CO2 zur Ermittlung des respiratorischen Quotienten sowie des N-Gehaltes vom Harn (Proteinabbaubestimmung)

Für eine solide Empfehlung kann die gebräuchliche Näherung verwendet werden, welche den durchschnittlichen Grundumsatz eines männlichen Erwachsenen mit 1 Kcal/kgKG/h angibt, für weibliche Erwachsene wird auf Grund der geringeren stoffwechselaktiven Körpermasse ein Wert von 0,9 Kcal/kgKG/h angesetzt. Bei gut trainierten Sportlern ist durchaus ein leicht erhöhter Grundumsatz anzusetzen, da sie über mehr stoffwechselaktive Körperanteile verfügen. Die Nutzung dieser Näherung ist allerdings nur brauchbar, wenn die Körperkompartimente des Sportlers im gesunden Rahmen liegen – bei starken Abweichungen des prozentualen Körperfettanteils nach oben oder nach unten sollte die Bedarfsermittlung über gute Messgeräte erfolgen, um einem Mangel bzw. einem Überangebot entgegenzuwirken. Die Berechnung des GU ist bei folgenden Personengruppen erhöht (mod. nach Elmadfa, 2004):

- *Schwangerschaft:* um ca. 10% ab der 22. Schwangerschaftswoche.
- *Sportler:* auf Grund des höheren Muskelanteils und der damit vergrößerten stoffwechselaktiven Masse.
- *Vegetativ labile und leicht erregbare Menschen:* die Ursache ist ein erhöhter Muskeltonus, der durch psychische Erregung verstärkt wird und keine echte Umsatzsteigerung darstellt.
- *Schilddrüsenüberfunktion:* die GU-Steigerung wird oft als Maß für die Schilddrüsenüberfunktion genommen. Liegt der gemessene Wert um rund 1,5–2 mal höher als die normale Streuung, d.h. um 10–15 %, so wird von pathologisch erhöhter Schilddrüsenfunktion gesprochen.
- *Fieberzustand:* bei erhöhter Wärmeproduktion kann der GU um 40 % gesteigert sein. Eine Erhöhung der Körpertemperatur um 1 Grad Celsius bedingt einen Anstieg des Energieumsatzes um ca. 13 %.

▶ *Menstruation:* der GU ist unmittelbar vor der Menstruation am höchsten und während der Menstruation am niedrigsten
Unter folgenden Bedingungen ist der GU erniedrigt:
(mod. nach Elmadfa, 2004)
▶ *Schlaf:* der GU ist um ca. 10 % erniedrigt (geringerer Muskeltonus, geringere Aktivität des sympathischen Nervensystems
▶ *Tropische Temperaturen:* 10 – 20 % geringerer GU infolge von Veränderungen der Ausschüttung von Hormonen
▶ *Fasten:* bei Gewichtsabnahmen von >10 % des Ausgangsgewichtes Abnahme des GU um ca. 16 %, bei Gewichtsabnahme bis 24 % Abnahme des GU bis zu 30 %, je nach Substanzverlust

Zu bedenken ist auch ein Rückgang des GU ab dem jungen Erwachsenenalter (30 Jahre) um ca. 3% pro Dekade. Durch Wachstumsschübe bei Kindern und Jugendlichen steigt der GU, bei Mädchen früher als bei Buben, ab dem Einsetzen der Menstruation sinkt der GU bei Mädchen um ca. 10%.

Die Berechnungen des GU auf der Basis des Körpergewichtes resultieren aus Mittelwerten anthropometrischer Daten von Referenzpersonen. Starke Abweichungen von mageren oder adipösen Personen weichen hier zwangsläufig vom Mittelwert ab. Daher wird empfohlen, für Adipöse das Körpergewicht, welches für die Berechnung des GU zugrunde gelegt wird, folgendermaßen zu berechnen:

(TKG – IKG) x 0,25 + IKG
TKG = Tatsächliches Körpergewicht
IKG = Idealgewicht
0,25 = Prozentsatz an überschüssigem Körpergewicht, das metabolisch aktiv ist (Elmadfa, 2004)

Neben der Näherung gibt es eine Reihe von Formeln, drei davon stellen wir hier vor:

Frauen	Alter	Formel (Kcal/d)
	10 – 17	(0,056 x KG (kg) + 2,898) x239
	18 – 29	(0,062 x KG (kg) +2,036) x 239
	30 – 59	(0,034 x KG (kg) + 3,538) x 239
	60 – 74	(0,039 x KG (kg) + 2,875) x 239
	> 75	(0,041 x KG (kg) + 2,610) x 239
Männer	Alter	Formel (Kcal /d)
	10 – 17	(0,074 x KG (kg) + 2,754)x 239
	18 – 29	(0,063 x KG (kg) + 2,896) x 239
	30 – 59	(0,048 x KG (kg) + 3,653) x 239
	60 – 74	(0,049 x KG (kg) + 2,930) x 239
	> 75	(0,035 x KG (kg) + 3,434) x 239

Abb. 22 Berechnungsformel GU (WHO, 1985, Departement of health, 1991)

Grundumsatzberechnung nach Mifflin:
GU (Grundumsatz) = $(10 \times KG) + (6{,}25 \times KL) - (5 \times A) + 166 \times Sex) - 161$

Grundumsatzberechnung nach Harris und Benedict:
Frauen: GU = $655{,}1 + (9{,}6 \times KG) + (1{,}8 \times KL) - (4{,}7 \times A)$
Männer: GU = $66{,}47 + (13{,}7 \times KG) + (5 \times KL) - (6{,}8 \times A)$
KG (Körpergewicht in kg), KL (Körperlänge in cm), A (Alter in Jahren), Sex (Geschlecht, Männer = 1, Frauen = 0)

Für die Berechnung des Gesamtumsatzes hat es sich Alltag bewährt, mit dem PAL – Physical activity level = körperliches Aktivitätsniveau, zu arbeiten. Dieser ergibt sich als Quotient aus Gesamtumsatz und Grundumsatz, dass heißt der PAL-Wert gibt den Energiebedarf als ein Vielfaches des Grundumsatzes an.

Arbeitsschwere und Freizeitverhalten	PAL	Beispiele
Ausschließlich sitzende oder liegende Lebensweise	1,2	Alte, gebrechliche Menschen
Ausschließlich sitzende Tätigkeit mit wenig oder keiner anstrengenden Freizeitaktivität	1,4 – 1,5	Büroangestellte, Feinmechaniker
Sitzende Tätigkeit, zeitweilig auch zusätzlicher Energieaufwand für gehende und stehende Tätigkeiten	1,6 – 1,7	Laboranten, Kradfahrer, Studierende, Fließbandarbeiter
Überwiegend stehende und gehende Arbeiten	1,8 – 1,9	Hausfrauen, Verkäufer, Handwerker, Kellner, Mechaniker
Körperlich anstrengende berufliche Arbeit	2,0 – 2,4	Bauarbeiter, Landwirte, Waldarbeiter, Bergarbeiter
Für sportliche Betätigung oder für anstrengende Freizeitaktivitäten (30 – 60 Min, 4-5-mal die Woche) können zusätzlich pro Tag 0,3 PAL-Einheiten zugelegt werden		

Abb. 23 Beispiele für den täglichen Energieumsatz bei unterschiedlichen Berufs- und Freizeitaktivitäten Erwachsener (Leitzmann, 2001)

Bei Berechnungen ist aber immer zu berücksichtigen, dass der Energiebeitrag für die *postprandiale Thermogenese* (früher auch als Spezifisch-dynamische Wirkung bezeichnet) von Mensch zu Mensch recht unterschiedlich sein kann. Daher sind alle Empfehlungen hinsichtlich der Energiemenge über eine Beobachtung von Gewicht und Kompartinentverteilung zu kontrollieren. Die Ermittlung des Sportumsatzes lässt sich natürlich auch messen, es gibt aber auch gute Tabellenlösungen, wie beispielsweise folgende:

3–4	Wandern 4–6 km/h	Schwimmen normal	Gymnastik		
5–6	Trimm–Kanu	Trimm–Rudern			
7–8	Dauerlauf 7–9 km/h	Radeln 15–25km/h	Fechten	Tennis	Wasserball Basketball Tischtennis Volleyball
9–10	Radeln 25–30 km/h	Eislaufen 12–14 km/h	Ski laufen 9 km/h	Rudern 6 km/h	Wandern 8,5 km/h
11–12	Schwimmen 3 km/h	Dauerlauf 12–14 km/h	Badminton	Radeln 30–35 km/h	Gewicht heben Kugel stoßen Bergsport 20%, 3,3 km/h
13–15	Dauerlauf 15–17 km/h	Radeln 35–40 km/h	Turnen Judo Kanu Sparring Handball Hockey Fußball	Radrennen, mäßige Anstiege	Wettkampf- Rudern Schwimmen
16–19	Radrennen 40 km/h	Ski– Langlauf 15 km/h	Radrennen Schwere Anstiege	Bergsport 35%, 1,4 km/h	
18–20	Marathon 2 Std. 30 16,8 km/h				
20–21	Boxtraining, schwer				
21–23	Marathon 2 Std. 10 18,3 km/h				

Abb. 24 *Mittlerer Energieverbrauch in kcal / kg KG pro Stunde (Janssen, 2003)*

Energiebereitstellung

Um nun die aufgenommene Energie bei Bedarf verfügbar zu haben, sind im Körper verschiedene Lagermöglichkeiten lokalisiert. Neben den reichlichen Reserven in unseren Fettzellen verfügt der Körper in der Leber und der Muskulatur über Zuckerreserven, die für die Aufrechterhaltung der Energie verbrauchenden Prozesse genutzt werden.

Die unmittelbar verfügbaren Substrate, die bei der hydrolytischen Spaltung die notwendige Energie freisetzen, liegen im Muskel in Form von ATP und KP vor. KP wird dabei in der höchsten Geschwindigkeit im Cytostol der jeweiligen Muskelzelle zuerst zur Rephosphorylierung unter Freisetzung von Kreatin herangezogen, allerdings mit der geringsten Kapazität. Ein Teil des frei gewordenen Kreatins dient in den Mitochondrien als Kreatin-Shuttle der Übertragung von Phosphor aus oxidativ gebildetem ATP auf ADP. Die Freisetzung des abgespaltenen Phosphates aktiviert sowohl den Abbau von Glycogen zu Glukose als auch den Abbau von Glukose zu Pyruvat.

Zur Regeneration (Rephosphorylierung) des abgebauten ATP können die im Körper gespeicherten Nährstoffe nun mittels β-Oxidation oder Glykolyse herangezogen werden.

Für das Verständnis der Energiegewinnung bedarf es einer kleinen Exkursion in den Energiestoffwechsel. Dabei betrachten wir zunächst einmal die Kohlenhydrate. Die für den Energiestoffwechsel relevanten Monosaccharide sind ausschließlich Hexosen und zwar Glukose, Fructose, Galaktose und Mannose.

Glycolyse

Für die Glycolyse, die in allen Zellen stattfindet, wird die Glukose über Glukose-6-Phosphat, Fructose-6-Phosphat und Glycerol-3-Phosphat zu Pyruvat und dann weiter zu ATP und NADH/H+ (welches in der Atmungskette noch weiteres ATP liefert) abgebaut. Diese Reaktionen laufen genau genommen ohne Sauerstoff ab, der erst für die eigentliche Verstoffwechselung des Pyruvat benötigt wird. Im normalen Kontext wird aber einfach zwischen aerober und anaerober Glycolyse unterschieden.

Von hier wird das Pyruvat entweder aerob zum Acetyl CoA, dem zentralen Molekül des Stoffwechsels, abgebaut oder anaerob zum Laktat.

Acetyl CoA kann nun im Citratzyklus und der Atmungskette vollständig abgebaut werden, dient aber alternativ auch als Baustein für Biosynthesen, zum Beispiel für Fettsäuren.

Laktat entsteht im Muskel nach rasch einsetzender starker Muskelaktivität in Folge eines Sauerstoffmangels. Dadurch können der Citratzyklus sowie die Atmungskette nicht optimal arbeiten. Um aber ausreichend NAD+ für die Glycolyse zu erhalten, weicht die Zelle auf die Möglichkeit der Laktatproduktion aus. Diese Vorgänge sind jedoch zeitlich sehr begrenzt und müssen durch anschließende verstärkte Atmung wieder ausgeglichen werden. Da das Laktat in der Zelle nicht abgebaut werden kann, wird es in Form von Milchsäure (also unter Anlagerung seines Protones) an das Blut abgegeben. Dadurch wird der sehr empfindliche PH–Wert des Blutes negativ beeinflusst, weshalb die Milchsäure umgehend zur Weiterverarbeitung weitergeleitet wird, und zwar an verschiedene Organe, vorrangig Leber und Herz.

In der Leber kann die Milchsäure durch Glukoneogenese wieder zu Glukose umgebaut werden, um anschließend für die neuerliche Energiegewinnung in der Leber, der Muskulatur oder den Organen zur Verfügung zu stehen. Diesen Kreislauf nennt man den Cori-Zyklus. Im Herz kann auf Grund des reichlich vorhandenen Sauerstoffes das Laktat wieder zu Pyruvat umgebaut werden. Als solches kann es wieder in die Mitochondrien transportiert werden und dort unter Energiegewinnung vollständig zu CO_2 und H_2O abgebaut werden.

β-Oxidation der Fettsäuren

Fettsäuren liegen im Organismus in einer unter normalen Umständen nicht aufzubrauchenden Menge vor, was für unsere heutigen Lebensumstände oft unangenehm ist, letztendlich aber eine sichere Überlebensstrategie des Körpers darstellt. Die Fettsäuren werden ebenfalls zu Acetyl-CoA abgebaut um dann im Citratzyklus und der Atmungskette unter Freisetzung von CO_2, H_2O und Energie vollständig abgebaut zu werden.

Ein weiterer möglicher Weg der Fettsäuren führt in der Leber zum Abbau zu Ketonkörpern, welche dann in den Bestimmungsorganen zur ATP-Rephosphorisierung für andere Stoffwechselvorgänge zur Verfügung stehen. Dieser Umstand ist überlebenswichtig, wenn in Hungerperioden der Nachschub von Kohlenhydraten ausbleibt, das Gehirn jedoch weiter mit Energie versorgt werden muss (nur das Gehirn ist in der Lage, Ketonkörper zu nutzen, Erythrozyten und Nierenmark sind auf Glukose angewiesen). (Elmadfa, Leitzmann, 2004)

Aminosäuren in der Energiegewinnung

Auch Aminosäuren können vom Körper für die Energiegewinnung herangezogen werden, doch unter normalen Umständen spielen sie nur bedingt eine Rolle im Energiestoffwechsel, eine höhere Bedeutung kommt dieser Möglichkeit der Ernährung im Leistungssport zu.

Glukoneogenese

Unter der Glukoneogenese versteht man den die Neusynthese von Glukose aus Laktat, Aminosäuren (vorrangig Alanin) oder aber Glycerin, also eine Biosynthese aus Nicht-Zuckern.

Die Glukoneogenese wird vorrangig in der Leber vollzogen, die Neusynthese findet aber auch in der Niere (genauer in der Nierenrinde) und im Darm statt. Obgleich die Glukoneogenese Energie verbrauchend ist, benötigt unser Organismus diesen Weg, denn vorrangig das Gehirn sowie die Erythrozyten sind von einer Glukoseversorgung abhängig. Unabhängig von der Tätigkeit benötigt unser Gehirn ca. 140 g Glukose am Tag, dazu kommen noch ca. 40 g Glukose für die Nervengewebe und Erythrozyten. Unter normalen Umständen kann dieser Bedarf über das Leberglykogen gesichert werden, wenn der Nachschub stattfindet über die Nahrungszufuhr. Da das Glycogen der Muskulatur für diesen Prozess nicht genutzt werden kann, kann während der Nachtruhe, in Hungerzeiten oder bei extremer körperlicher Betätigung ein Mehrbedarf über die Reserven der Leber hinaus entstehen.

Hauptenergie-quelle	Kreatinphosphat	Glukose		Fettsäuren *
Reaktionstyp	Anaerobalaktizid (Dephosphorylierung)	Anaerob-Lacticid (Glycolyse)	Aerob (Oxidation)	Aerob (Oxidation)
Maximale ATP-Bildungsrate	58 kcal/min	36–54 Kcal/min	18 Kcal/min	9 kcal/min
Maximale ATP-Bildungskapazität	4–5 kcal	50–70 kcal	1500–1800 kcal	2500-2800 kcal
Belastungsdauer	Bis 15 sec.	Bis 3 min.	3–90 min.	3–150 min.
Belastungsintensität	Supramaximal	Maximal	Submaximal, hoch	Submaximal, mittel

*(Es werden immer sowohl Fettsäuren als auch Glukose oxidiert)

Abb. 25 Die drei wichtigsten ATP-liefernden Substrate im Muskel (mod. nach McArdle, 1991)

Energiespeicher	Trainiert	Untrainiert
Kohlenhydrate		
Leberglykogen	120–200 g	60–100 g
Muskelglykogen	400–600 g	200–300 g
PlasmaGlukose	18–20 g	6–15 g
Fett		
Fettgewebe	8 kg	15 kg
Muskeltriglyzeride	200–350 g	50 g
Proteine		
Struktur- u. Funktionsproteine	7 kg	6 kg
Aminosäuren	110 g	100 g

Abb. 26 Energiespeicher bei Trainierten und Untrainierten (Weinek 2004, Neumann 1996)

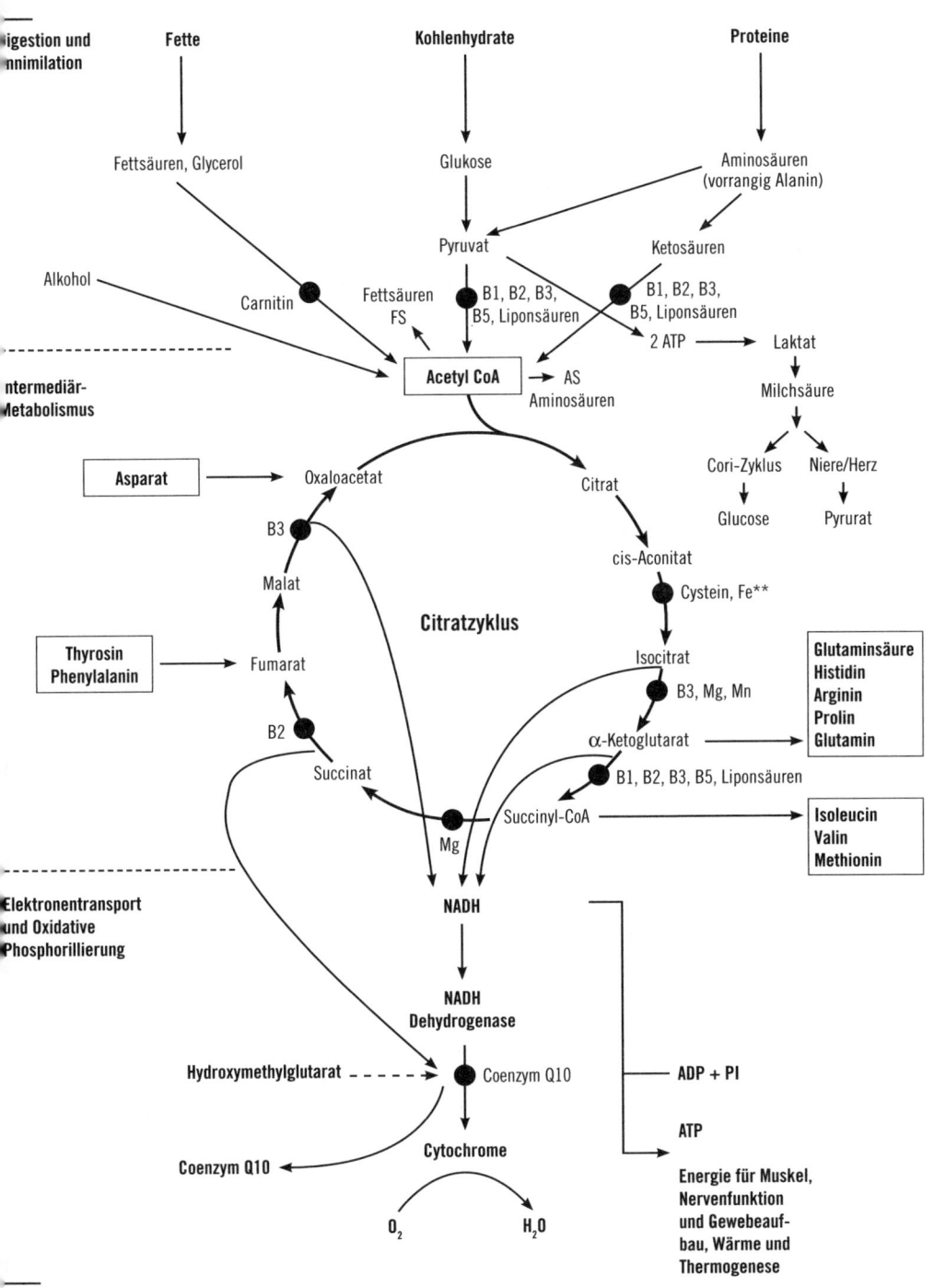

Abb. 27 Energiebereitstellung (Modifiziert nach Bisalski, Horn. et al)

Energiebedarfsermittlung und Sauerstoffaufnahme

Zwischen dem Sauerstoffverbrauch und dem Energieverbrauch bestehen sehr genaue Beziehungen, welche zur Ermittlung des Energiebedarfes, insbesondere im Leistungs- und Hochleistungssport, herangezogen werden können. Dazu einige Begriffe zur Erläuterung:

Physiologischer Brennwert:

Der physiologische Brennwert der Nährstoffe resultiert aus der Energiefreisetzung durch den Oxidationsprozess im Körper. Kohlenhydrate und Fette werden im Stoffwechsel komplett zu Kohlendioxid und Wasser abgebaut, identisch zur Verbrennung im Laborversuch (physikalischer Brennwert). Das bedeutet, es fallen bei der Oxidation von Kohlenhydraten durchschnittlich 4,05 kcal an, bei jener der Fette im Durchschnitt 8,9 kcal. Bei den Proteinen jedoch wird der vorhandene Stickstoff umgewandelt und, teils als Harnstoffverbindung, ausgeschieden, was bedeutet, dass der physikalische Brennwert des Harnstoffs dem Körper nicht zur Verfügung steht. Dementsprechend fällt bei den Proteinen nur noch ein physiologischer Brennwert von durchschnittlich 4,05 kcal an.

Kalorisches Äquivalent:

Die Oxidation der Energie liefernden Nährstoffe findet in der Zelle in Anwesenheit von Sauerstoff statt. Das kalorische Äquivalent gibt nun für die jeweilige Substanz die freigesetzte Energie bei der Verbrennung mit einem Liter Sauerstoff an. Bei Kohlenhydraten werden pro Liter Sauerstoff in etwa 5 kcal freigesetzt, bei Fetten ca. 4,7 kcal, und bei Proteinen fallen ca. 4,5 kcal an.

Da in der Regel in unserem Körper vorrangig Kohlenhydrate und Fette für die Energiegewinnung herangezogen werden, und zwar unter normalen Belastungen in etwa zu gleichen Teilen, kann für durchschnittliche Berechnungen das kalorische Äquivalent mit einem Wert von 4,7–5 kcal/l Sauerstoff angesetzt werden.

Respiratorischer Quotient:

Mit Hilfe des respiratorischen Quotienten kann nun die unterschiedliche Beteiligung der verschiedenen Nährstoffe am Energieumsatz ermittelt werden. Der respiratorische Quotient lässt sich aus der Relation der bei der Oxidation anfallenden Menge Kohlendioxid sowie der aufgenommenen Menge Sauerstoff bestimmen.

Für Kohlenhydrate kann der Wert mit 1 angesetzt werden, das heißt, es werden ebenso viele Sauerstoffmoleküle benötigt wie Kohlendioxidmoleküle entstehen.

Der Wert für Fett beträgt 0,7, das heißt, es werden mehr Sauerstoffmoleküle aufgenommen als Kohlendioxidmoleküle gebildet werden, bei den Proteinen wurde der respiratorische Quotient mit 0,81 festgesetzt.

Für Leistungstests haben diese Werte eine immense Bedeutung, denn durch die Messung der Sauerstoffaufnahme sowie der Kohlendioxidabgabe kann bei den Belastungen genau festgestellt werden, in welchem Verhältnis die Nährstoffe für die Energiegewinnung vom Körper herangezogen werden. Bei einem Wert von ca. 1 kann man von einem vorrangigen Verbrennen von Kohlenhydraten ausgehen, bei Werten zwischen 0,7 und 0,8 werden eher Fettsäuren oxidiert.

Unser Körper trifft seine Wahl sowohl auf Grund der Belastung als auch nach der Verfügbarkeit der Substrate. Dieser Umstand unterstreicht die herausragende Bedeutung einer bedarfsorientierten Ernährung, insbesondere im Hochleistungssport.

	Physikalischer Brennwert	Physiologischer Brennwert	R.Q.	Kalorisches Äquivalent in Kcal/l O^2
Kohlenhydrate	4,15 Kcal	4,03 Kcal	1	5,05
Fette	9,3 Kcal	8,9 Kcal	0,7	4,69
Eiweiß	5,65 Kcal	4,05 Kcal	0,81	4,49

Abb. 28 Vergleich der Brennwerte, des R.Q. sowie des K.Ä. (mod. nach Geiss, Hamm, 2000)

Zur Darstellung der Ermittlung des Energiebedarfs im Verhältnis zur Sauerstoffaufnahme folgende Beispiele:

Maximale Sauerstoffaufnahmefähigkeit VO2 max / min. in Liter O2 min.	Belastungsintensität % VO2 max.	Energieverbrauch pro Stunde in kcal	Energieverbrauch pro Stunde in kJ
2,2 (untrainierte Frau, 30 J.)	100 % 70 %	660 462	2762 1934
3,3 (untrainierter Mann, 30 J)	100 % 70 %	990 693	4144 2900
5,0 (Ausdauersportler, Leistungssport)	100 % 85 % 70 %	1500 1275 1050	6278 5337 4395
6,0 (Ausdauersportler, Hochleistungssport)	100 % 85 % 70 %	1800 1530 1260	7534 6404 5274

Abb. 29 Aerober Energieverbrauch pro Stunde je nach individueller Sauerstoffaufnahme und Belastungsintensität, ausgedrückt in Prozent der maximalen Sauerstoffaufnahmefähigkeit. Für die Berechnung des Energieverbrauchs wurde eine Energielieferung von 5 kcal / l Sauerstoff angenommen (Konopka 2002)

Wenn das kalorische Äquivalent mit einem Mittelwert von 5 Kcal / l Sauerstoff angenommen wird und zum Beispiel bei einem Leistungssportler eine maximale Sauerstoffaufnahmefähigkeit von 5 l / min. vorliegt, könnte dieser Sportler theoretisch 5 x 5 = 25 kcal / min., dass heißt 25 x 60 = 1500 kcal / h verbrennen. Da aber auch ein bestens trainierter Sportler keine maximale Sauerstoffaufnahme über eine Stunde realisieren kann, wäre in einem Wettkampf bei einer 85%igen Sauerstoffaufnahme ein Verbrauch von ca. 1275 kcal/h real. Im Training würde man eher eine 70%ige Sauerstoffaufnahme zu Grunde legen, was einem Energiebedarf von 1050 kcal /h entspricht.

Nicht oder nur wenig Trainierte können die Sauerstoffaufnahme nur maximal in Bereichen um die 70% erreichen, wodurch sich zum Beispiel bei einer Frau, welche Gesundheitssport betreibt, ein Verbrauch von rund 450 kcal / h ergibt.

Die Belastungsintensität hat bei der Berechnung des Energiebedarfs also den größten Einfluss. Um hier für Leistungssportler entsprechende Empfehlungen erstellen zu können, muss die Beziehung zwischen der Sauerstoffaufnahme und der Belastungs-Intensität dargestellt werden.

Um die Leistung von einem Watt erbringen zu können, werden 12 ml Sauerstoff benötigt (Geiss, Hamm, 2002). Das bedeutet nun, dass mit einem Liter Sauerstoff in etwa eine Leistung von 85 W/min erbracht werden kann. Die Verbrennung des Sauerstoffes setzt dabei ca. 4,85 kcal frei. Diese Berechnungen sind bei Sportarten, bei denen eine definierte Wegstrecke pro Zeiteinheit zurückgelegt wird oder aber ein bestimmtes Gewicht bewegt wird gut anzuwenden. Bei Intervallbelastungen wie in den Spielsportarten oder im Kampfsport muss die Sauerstoffaufnahme anders ermittelt werden.

Ein Mehrtransport an Sauerstoff setzt eine Adaption der Pumpleistung des Herzens voraus. Als messbarer Parameter ist dabei das so genannte *Herzminutenvolumen* definiert als die Menge Blut, welche pro Minute durch den Körper gepumpt wird. (Geiss, Hamm, 2002)

$$HMV = HF \times SV \text{ in l/min}$$

Dabei sind folgende Punkte von Bedeutung:
- Die maximale *Herzfrequenz* ist eine biologisch festgelegte Größe, die primär altersabhängig ist.
- Die Herzfrequenz steigt annähernd linear zur Belastungsintensität, das Schlagvolumen nimmt ebenfalls unter Belastung zu, um dann aber ab einer bestimmten Intensität weitgehend konstant zu bleiben (Geiss, Hamm, 2000). Das bedeutet, ein gesteigertes Herzminutenvolumen kann nur durch ein erhöhtes Schlagvolumen erzielt werden.
- Das *Schlagvolumen* (die Menge Blut, welche pro Herzschlag ausgeworfen wird) liegt bei Trainierten sowohl in Ruhe als auch unter Belastung über dem von Untrainierten. Trainierte können daher gleiche Belastungsintensitäten gegenüber Untrainierten mit niedrigeren Herzfrequenzen erfüllen.
- Mit vergleichbarer maximaler Herzfrequenz kann der Trainierte auf Grund der höheren Sauerstoffkapazität höhere körperliche Leistung vollbringen

als der Untrainierte.
- Das Schlagvolumen entscheidet über die maximale Sauerstoffaufnahme und damit über die höchste individuelle Belastbarkeit.
- Eine bedarfsorientierte Ernährung kann also das Training optimal unterstützen aber nicht ersetzen. Der mögliche Energieumsatz resultiert aus der Sauerstofftransportkapazität und der daraus folgenden möglichen Oxidationskapazität. Die Energiezufuhr muss also diesen Möglichkeiten entsprechen um die Energiebilanz ausgeglichen zu gestalten.
- Eine Umsatzsteigerung ist demzufolge das Resultat eines zielorientierten Trainingsplanes mit angepasster Ernährung.

	HF Ruhe	SV Ruhe	HF Belastung, 200 W	SV Belastung, 200 W	HF max.	Watt max.	HMV max.	O^2 max.
Untrainiert	70	80	162	120	180	250	21,6	3,7
Trainiert	60	120	130	165	180	425	29,7	5,4

Abb. 30 Vergleich der Messdaten einer untrainierten gegenüber einer trainierten Person (Reindell, Roskamm, 1977)

% HF Max.	% VO2 Max.
50	28
60	40
70	58
80	70
90	83
100	100

Abb. 31 Herzfrequenz und Sauerstoffaufnahme (Med. Sci. Sports Exerc:, 1994)

Alter	Sehr schwach	Schwach	Unter Durch-schnittlich	Genügend	Gut	Sehr gut	Ausge-zeichnet
20-24	<27	27-31	31-36	37-41	42-46	47-51	>51
25-29	<26	26-30	31-35	36-40	41-44	45-49	>49
30-34	<25	25-29	30-33	34-37	38-42	43-46	>46
35-39	<24	24-27	28-31	32-35	36-40	41-44	>44
40-44	<22	22-25	26-29	30-33	34-37	38-41	>41
45-49	<21	21-23	24-27	28-31	32-35	36-38	>38
50-54	<19	19-22	23-25	26-29	30-32	33-36	>36
55-59	<18	18-20	21-23	24-27	28-30	31-33	>33
60-65	<16	16-18	19-21	22-24	25-27	28-30	>30

Abb. 32 Standardwerte VO2 max. in ml/kg KG/min für Frauen (Bundesamt für Sport, Schweiz, 1999)

Alter	Sehr schwach	Schwach	Unter-durch-schnittlich	Genügend	Gut	Sehr gut	Ausge-zeichnet
20-24	<32	32-37	38-34	44-50	51-56	57-62	>62
25-29	<31	31-35	36-42	43-48	49-53	54-59	>59
30-34	<29	29-34	35-40	41-45	46-51	52-56	>56
35-39	<28	28-32	33-38	39-43	44-48	49-54	>54
40-44	<26	26-31	32-35	36-41	42-46	47-51	>51
45-49	<25	25-29	30-34	35-39	40-43	44-48	>48
50-54	<24	24-27	28-32	33-36	37-41	42-46	>46
55-59	<22	22-26	27-30	31-34	35-39	40-43	>43
60-65	<21	21-24	25-28	29-32	33-36	37-40	>40

Abb. 33 Standardwerte VO2 max. in ml/kg KG/min für Männer (Bundesamt für Sport, Schweiz, 1999)

Für die Ermittlung des Grundumsatzes kann auch die durchschnittliche Aufnahmemenge des Sauerstoffs im Ruhezustand als Berechnungsbasis dienen:
- Durchschnittliche 200–350 ml Sauerstoffaufnahme/min in Ruhe.
- Kalorisches Äquivalent: 4,85 kcal bei annähernd gleicher Nutzung von Fetten und Kohlenhydraten.
- Bei einer Aufnahme von 250 ml/min und 70 kgKg bedeutet das einen GU von 1,2 kcal/min, dass heißt 72 kcal/h = 1728 kcal/d.
- Die Berechnung über die Formel 1 kcal/kgKG/h ergibt einen Wert von 1680 kcal, das zeigt, dass die Berechnungsmodelle zu fast identen Ergebnissen gelangen.

Die Energiezufuhr und Verfügbarkeit

Essen und Trinken liefern Energie; diese wird in *Kilokalorien (kcal)* oder *Kilojoule (kJ)* gemessen. Nachfolgend die Energie = Brennwerte der Energie liefernden Nährstoffe in kcal bzw. kJ. Die Kalorie ist als Einheit problematisch, da sie von der spezifischen Wärme des Wassers abhängig ist, die selbst wiederum von Druck und Temperatur abhängt. Zudem stellt sie eine Wärmeenergie-Einheit dar, die in mechanische oder elektrische Energieeinheiten umgerechnet werden muss. Deshalb ist heute nur das Joule (J) zulässig, das eine gemeinsame Einheit für Energie, Arbeit und Wärme darstellt:

1 cal = 4,1860 J bzw. 1 kcal = 4,1860 kJ und 1 J = 0,238 cal

Der Brennwert/Energiegehalt von Lebensmitteln und der Energieverbrauch des Organismus werden heute noch, neben der Angabe in Kilojoule (kJ), in Kilokalorien (kcal) angegeben. Joule ist die nach James Prescott Joule (1818–1889) benannte internationale Maßeinheit der Energie. 1 Joule ist definiert als die Energiemenge, die benötigt wird, um 1 Kilogramm (kg) mit einer Kraft von 1 Newton (1 N = kg x m dividiert durch s^2) um 1 Meter (m) zu bewegen. Die Energie liefernden Nährstoffe dienen als Substrate, aus denen der Körper mittels Verbrennung die benötigte Energie transformieren und damit nutzbar machen kann.

Kohlenhydrate	1 g	liefert 4,05 kcal oder 16,89 kJ
Fett	1 g	liefert 8,9 kcal oder 37,38 kJ
Eiweiß	1 g	liefert 4,05 kcal oder 16,95 kJ
Alkohol	1 g	liefert 7,1 kcal oder 29 kJ

Der Träger der freigesetzten Energie ist das so genannte Adenosintriphosphat (ATP), von dem ein durchschnittlicher Erwachsener ca. 85 kg pro Tag bildet und verbraucht.

Von der gesamten aufgenommenen Nahrungsenergie wird jedoch nicht alles in ATP umgesetzt, obgleich ca. 95 % der Hauptnährstoffe resorbiert werden können. Von der metabolisierbaren Energie (physiologischer Brennwert) wird mindestens die Hälfte direkt in Wärme umgesetzt und ein Teil wird für den Stoffwechsel benötigt (Speicherprozesse, Umbauprozesse etc.). Dieser Energiebetrag äußert sich als postprandiale Thermogenese (früher auch spezifisch-dynamische Wirkungsweise) und beträgt für Proteine 14–20%, für Kohlenhydrate 4–10 % und für Fett 2–4 %. Somit verbleiben für die Energietransformation von den Nährstoffen zum ATP ca. 40% (hier gibt es auch Angaben in der Literatur, die niedriger liegen). Die individuelle Variabilität des Wirkungsgrades entscheidet letztendlich über gute und schlechte „Futterverwerter", so dass die zugeführte Nahrungsenergie immer nur individuell in Relation zum Bedarf gesetzt werden kann. (Biesalski, Grimm, 2002)

Die Aufteilung der Energiezufuhr

Die Aufteilung der Energiezufuhr kann nach unterschiedlichen Kriterien erfolgen. Als einfache Näherung kann die Aufteilung der Energie liefernden Nährstoffe in % vom Energiebedarf eines Tages erfolgen. Genauere Erhebungen berücksichtigen den individuellen Bedarf der einzelnen Nährstoffe und werden im Gramm / kg KG (Körpergewicht) angegeben. Darüber hinaus kann die Aufteilung der zugeführten Energie auf die einzelnen Mahlzeiten eines Tages angegeben werden, wobei einerseits die reine Energiemenge angezeigt sein kann und weiterführend auch Vorschläge für die Gewichtungen der Hauptnährstoffe an den einzelnen Mahlzeiten erfolgen können.

Die seit vielen Jahren vorgegebenen Relationsvorschläge sind seit geraumer Zeit stark in der Diskussion und es darf wohl mit einer deutlichen Verschiebung gerechnet werden.

Derzeit noch gültig ist:
55–60 % Kohlenhydrate
10–15 % Proteine
30 % Fett

Mögliche Relationen, die in Zukunft gelten könnten:
25–30 % Fett
20–25 % Proteine
45–50 % Kohlenhydrate

Ermittlung der Bedarfs in g/kg KG

Energieliefernde Nährstoffe	Ausdauersportler	Kraftsportler
Kohlenhydrate	< 10 h Sport/Woche: 5–7 g/kg/d > 10 h Sport/Woche: 8–10 g/kg/d	5–7 g/kg/d
Proteine	1,6 g/kg/d	Muskelaufbau: 1,4 g/kg/d Muskelerhaltung: 1,2 g/kg/d Frauen je 0,2 g/kg/d weniger
Fette	30–35 Energie %	30 Energie %

Abb. 34 Wünschenswerte Zufuhr an Energie liefernden Nährstoffen für Ausdauer- und Kraftsportler (Burke/Deakin, 2002, Maughan, 2004)

Diverse andere Literaturen geben unterschiedliche Nährstoffrelationen an, die Relevanz kommt aber eher erst im Leistungssport zum Tragen. Im Durchschnitt kann man im Leistungssport von einem Bedarf an Proteinen von 1,5–2 g/kg KG ausgehen, bei spezifischen Trainingsbelastungen auch von höheren Dosierungen.

Mögliche Aufteilung der Energiezufuhr auf den Tag

Ebenfalls stark diskutiert wird die Aufteilung der Energiezufuhr in die Mahlzeiten. Wurden früher klar nur drei Mahlzeiten empfohlen, so gab es längere Zeit die Empfehlung der fünf Mahlzeiten, es scheint sich jedoch eine Rückkehr zu den 3 Mahlzeiten wieder abzuzeichnen.

Für Sportler, Kinder, Schwangere und Stillende kann man sicher im Sinne der Leistungsfähigkeit (Leistungskurve) und Verträglichkeit die Kalorienzufuhr auf 3 bis 5 Mahlzeiten pro Tag zu verteilen. Auch hier sind die Bedürfnisse individuell abzustimmen und insbesondere im Leistungssport an die Trainingspläne anzupassen.

Mahlzeit	% der Tagesenergiezufuhr
Frühstück	25
Zwischenmahlzeit	10
Mittagessen	30
Zwischenmahlzeit	10
Abendessen	25

Abb. 35 Aufteilung der Energiezufuhr in EN % auf den Tag

In der Basisernährung von Sportlern empfiehlt es sich, die Vorgaben für eine ausgewogene, gesunde Ernährung zu beachten.

10. Spezifische Beachtung der Wirkung der Ernährung auf die Wandlungsphasen

Ein grundlegendes Anliegen in der TCM – genauso wie auch in anderen ganzheitlichen Medizinsystemen, wir der TEM – liegt im Erhalt der Regulationsfähigkeit des Organismus. Um dies auch über die Ernährung zielorientiert zu unterstützen, sollte man die Funktionskreise und deren Aufgaben und Zusammenhänge so intensiv und vielfältig wie möglich unterstützen.

10.1. Funktionskreis Milz-Magen

Die Funktionskreise der Mitte werden der Wandlungsphase *Erde* zugeordnet und stellen im Sinne der Verdauung – also der Nutzbarmachung der Nahrung – die zentrale Stelle dar. Sie können aber ebenso als zentraler Punkt aller Funktionskreise betrachtet werden, denn hier werden die Weichen gestellt für die Menge und die Qualität des Qis, welches dem Organismus zur Verfügung gestellt wird.

Die Erde stellt somit die Wurzel der erworbenen Konstitution dar, ist die Quelle der Bauenergie sowie von Qi und Xue. Ganz wichtig sind auch die Scheidung des Klaren vom Trüben und damit die Extraktion der klaren Säfte. Dies ist von immenser Bedeutung, denn wenn trübe Bestandteile zurückbleiben, führen sie zu einer übermäßigen Ansammlung von Feuchtigkeit und in weiterer Folge von Schleim.

Um die Mitte bestmöglich in ihrer Funktion zu unterstützen, ist es von immenser Bedeutung, dass man sowohl den Aspekten der Milz als auch jenen des Magens entspricht. Wichtig für die Milz ist es, dass das Milz-Yang und Milz-Qi aufsteigen können, um wärmend und trocknend auf die Nahrung einwirken zu können. Daher ist es günstig, wenn die Speisen von sich aus neutral bis warm sind. Ist die Milz in guter Dynamik, dann kann sie die Säfte verteilen und dem Gewebe die nötige feste Form geben – was ja im Sinne der Sporternährung sehr sinnvoll ist. Ebenso werden durch eine gut funktionierende Milz die Gefäße gefestigt und können somit auch das Blut in den Bahnen halten.

Neben dem Temperaturverhalten sind auch die Geschmackszuordnungen wichtig. Um also die Milz zu stärken, sollten neutrale und süße Lebensmittel im Vordergrund stehen. Wenn die Lebensmittel auch noch eine steigende Wirkung haben, dann sollte die Milz bestens versorgt sein. Übergeordnet seien hier leichte, gekochte, eher fettarme Speisen empfohlen.

Um aber die Mitte gesamt zu stärken, bedarf es einer ebenso intensiven Stärkung des Magens, dem Yang-Organ der Erde. Der Funktionskreis Magen dient als Zwischenspeicher und als Reservoir für die Bereitstellung der Säfte und stellt somit als Antagonist zum Funktionskreis Milz die befeuchtenden und kühlenden Aspekte der Erde dar. Dadurch wirkt er auch absenkend, damit die Trennfunktion des Speisebreis auch nach unten ablaufen kann. Dementsprechend sind Nahrungsmittel mit einem neutralen bis kühlen Charakter sinnvoll, die einen neutralen bis sauren Geschmack aufweisen – aber immer alles in Maßen, um Schädigungen zu vermeiden.

Zusammengefasst kann man sagen, dass die Mitte insgesamt durch eine ausgewogene Ernährung gestützt wird, die extreme Ausrichtungen im Geschmack und Temperaturverhalten nur sehr wenig bieten darf. Auch die Ausgewogenheit der Bewegungsrichtungen sorgt für die wichtige Balance im System. Da gerade Sportler nicht selten dazu neigen, den erhöhten Bewegungsgrad als eine Art Freibrief für kleine Ernährungssünden zu sehen und häufig wenig Muße in das Thema Ernährung setzen, finden sich sehr oft mehr oder wenig stark ausgeprägte Probleme in der Verdauung. Um diese Fehler auszugleichen, wird sehr oft auf diverse Nahrungsergänzungsmittel zurückgegriffen, die im Sinne der TCM das System eher schwächen als es zu stärken.

Entgleisungen im Bezug auf die Wandlungsphase Erde ziehen sehr oft eine energetische Schwäche des Milz-Qi nach sich, die sich in Müdigkeit,

Kurzatmigkeit, Verdauungschwäche, kalten Extremitäten und Ödembildungen ausdrückt. Verstärkt wird das Problem auch noch durch eine kühle und feuchte Witterung.

10.2. Funktionskreis Lunge

Die Wandlungsphase *Metall* hat einen engen Bezug zum Qi, denn es bildet die stoffliche und energetische Voraussetzung, dass Menge und Qualität des Qi passen. Für einen Sportler ist es von ungemein hoher Bedeutung, dass für eine ausreichend große Menge an aktiver Energie die Produktion und Umverteilung des Qi stets optimal ablaufen. Der Funktionskreis Lunge gewinnt die Energie zum einen aus der Luft und zum anderen aus dem Qi des Funktionskreises Mitte. Gestärkt durch das angeborene Qi wird das wahre Qi nun gebildet, welches als Bauenergie und als Abwehrenergie fungiert. Die Lunge ist auch der Verteiler des Qi, weshalb ein Qi-Mangel immer auch eine Schwächung der Lunge nach sich zieht. Als Qi-Verteiler kooperiert sie auch eng mit dem Yin-Aspekt der Mitte.

Besonders schädigend wirken sich auf den Funktionskreis Lunge die äußeren Faktoren Kälte und Wind aus, aber auch eine übermäßige Trockenheit schwächt die Wandlungsphase Metall sehr, hervorgerufen durch zu viel Hitze oder auch stagnierender Feuchte.

Stärkend wirken sich in der Ernährung in erster Linie alle Lebensmittel aus, die die Mitte in allen Belangen stärken. Öffnende und scharfe Lebensmittel stützen die Wehrenergie, kühlende, süße und saure Lebensmittel wirken einer Trockenheit entgegen – beide Aspekte müssen konstitutionsabhängig in der Waage gehalten werden.

Neben einer guten Ernährung spielt hier sicher auch das richtige Atmen eine besondere Rolle, was durch regelmäßiges Üben sehr deutlich verbessert werden kann. Hier seien insbesondere die Qi-Meditation sowie das Üben des Qi Gung empfohlen, um den Organismus zu stärken. Gerade nach intensiven Trainingseinheiten kann über intensive Atemübungen die Regeneration optimal eingeleitet werden. Zusätzlich empfiehlt es sich, regelmäßig vor

Sonnenaufgang das Atmen zu praktizieren, um den Organismus für die Belastungen des Tages mental und körperlich zu wappnen. Eine gute Atmung stärkt auch das Potential der Mitte nachhaltig, was sich auf die Effizienz der Nahrungsverwertung extrem positiv auswirkt.

10.3. Funktionskreis Leber

Die Wandlungsphase *Holz* ist für den reibungslosen Fluss des Qi verantwortlich und damit für die bedarfsorientierte Anpassung der Qi-Verteilung. Je nachdem, ob sich der Organismus in Spannung oder Entspannung befindet, sollte sich die Intensität des Qi-Flusses anpassen. Damit werden sowohl energetische Engpässe als auch Stagnationen vermieden – beides wirkt sich auf die Leistungsstärke und die Regeneration negativ aus.

Der Funktionskreis Leber gilt als Speicher des Xue, welches ja als Yin-Komplement zum Qi gesehen werden kann. Es ist speziell für die energetische Versorgung des Bewegungsapparates verantwortlich, also für Muskeln und Sehnen.

Die Leber ist besonders anfällig für Wind, aber auch die in unserer Gesellschaft so häufigen Emotionen wie Wut, Zorn und Gier schwächen diesen Funktionskreis nachhaltig. Gerade im leistungsorientierten Sport sollte daher auf ausgleichende Maßnahmen ein großer Wert gelegt werden. Wenn derartige Emotionen den Sportler zu sehr steuern, wird der Organismus in seiner Leistungsfähigkeit geschwächt und das Körperbewusstsein wird beeinträchtigt sein. Eine Folge könnte dann sein, dass die individuellen Grenzen nicht mehr erkannt und überschritten werden, was zu erheblichen Ressourcenverlusten führen kann. Aus der Sicht der TCM können die Stagnationen infolge der Emotionen zu einer Übermobilisation des Yang mit daraus resultierender Ausbildung von Innerem Wind führen. Eine Verbesserung des Qi-Flusses kann durch warme und leicht scharfe Nahrungsmittel, die öffnend, lösend und erweichend wirken, erreicht werden.

10.4. Funktionskreis Niere

Die Wandlungsphase *Wasser* steht für die individuelle Konstitution eines Menschen, für seine Ressourcen und auch seine natürlichen Grenzen. Es ist für das Ausloten der Leistungsgrenzen enorm wichtig, dass diese durch die Eltern mitgegebenen Energiereserven erkannt und berücksichtigt werden – andernfalls ist ein Raubbau vorprogrammiert. Es kann aber natürlich auch sein, dass verborgene Reserven nicht erkannt werden und daher das Leistungsniveau nicht real angesetzt wird.

Man bezeichnet diese Wandlungsphase auch als Bereich des mobilisierbaren Wissens, das heißt, die Fähigkeit zu Erkennen wird im Funktionskreis Niere gebildet. Die Willenskraft, das Durchhaltevermögen und die Ausdauer werden hier geprägt, was ja im Sport von hoher Bedeutung ist. Gerade im Leistungssport entscheiden oft gerade diese Fähigkeiten über Sieg oder Niederlage.

Physisch gesehen ist dieser Funktionskreis verantwortlich für die Kühlung, die Speicherung bzw. das Anlegen von Reserven und die Einkapselung. Durch ein gutes Nieren-Yang resultiert auch gutes Nieren-Qi und daraus wiederum stabile Knochen und Zähne sowie ein gutes Nervenkostüm. Wenn Niere/Blase in der Entwicklung behutsam aufgebaut werden, bietet dies einen sehr guten Wegbereiter für einen verantwortungsvollen Umgang mit dem Organismus im Leistungssport.

In Bezug auf die optimale Verwertung der Nahrung sind Milz und Magen auf eine gute Zugabe des Ursprungs-Qis angewiesen. Niere/Blase bilden den direkten Gegenpol zum Herz und gerade diese Beziehung muss immer im Gleichgewicht gehalten werden, um Disbalancen zu vermeiden. Außerdem ist der Funktionskreis Niere für die optimale Wasserverteilung im Organismus verantwortlich – auch für die Ausleitung von Feuchtigkeit.

Um hier Entgleisungen zu vermeiden sind sowohl zu große Trockenheit zu meiden, die das Säftepotential schädigen würde und damit das Nieren-Yin, als auch zu viel Kälte, da diese das Nieren-Yang blockieren könnte.

Salzige und kühlende Lebensmittel stärken das Nieren-Yin, warme und bewegende Lebensmittel das Nieren-Yang.

10.5. Funktionskreis Herz

Die Wandlungsphase *Feuer* stellt den Sitz des *Shen* dar, steht für Aktivität, Dynamik und äußere Erscheinung und prägt die Persönlichkeit des Menschen. Shen steht für das klare Denken, das Bewusstsein und den Schlaf – ebenso aber auch für die feinste Ausrichtung des Qi, sozusagen für die Göttlichkeit eines Jeden – also für seine Weisheit. Gerade im Sport ist es wichtig, dass man entscheiden kann, was im Leben wirklich wichtig ist, und dass kurzfristige Erfolge in einer vernünftigen Relation zum Leben stehen müssen.

Im Funktionskreis Herz wird das Qi zum Xue umgewandelt und verteilt. Das Herz steht hier in enger Kooperation mit dem Funktionskreis Leber, der ja das Xue speichert.

Der Schlaf unterliegt dem Herzen, und es ist von ungemeiner Bedeutung, dass sich das aktive Shen zur Regeneration ins Yin zurückziehen kann. Im Sport wird der Schlaf als elementare Regenerationsquelle oft unterschätzt, was sich langfristig auf das Ursprungs-Qi auswirken kann. Ein unruhiger Geist lässt keinen erholsamen Schlaf zu, das Yin wird geschädigt.

Dem Herz ist als Körperflüssigkeit der Schweiß zugeordnet, der ja als aktiver Teil des Ye in den Leitbahnen fließt und hier in Xue umgewandelt werden kann. Unkontrollierter Schweißverlust schädigt das Herz-Yin, insbesondere nächtlicher Schweiß weist auf eine Schädigung des Yin hin.

Scharfe und auch Bittere Lebensmittel haben einen engen Bezug zum Funktionskreis Herz - scharf weil es bewegt, und bitter, weil es das Yin sammelt und Schleim auflöst und ableitet. Schleim ist einer der wichtigsten Störfaktoren und gerade der Funktionskreis Herz kann hierdurch leicht nachhaltig geschädigt werden. Schleimbildend sind vor allem Süßes, Milchprodukte, Säfte, Südfrüchte und Rohkost. Es ist also in der Auswahl der Lebensmittel ganz besonders zu beachten, wie gut das Verdauungssystem arbeitet, um eine schädigende Schleimbildung nicht zu provozieren. Leider ist es aber gerade bei Sportlern eine kleine Schwäche, dem Süßen zu sehr zu frönen. Neben ein wenig Disziplin ist die Senkung der Stressoren oft hilfreich, aber auch die Vermeidung emotionaler Störungen, die Schleimbildung nach sich ziehen, ist hilfreich. Ebenso ist der geistige Zucker – das Grübeln – ein Milzstörer und damit ein Schleimbildner.

11. Aspekte, die sich negativ auf die Wandlungsphasen auswirken

Grundsätzlich ist es das Ziel, die Balance zu wahren und Entgleisungen in eine Richtung zu vermeiden. Jede Wandlungsphase hat in sich ein Gleichgewicht von Yin und Yang zu halten und alle Wandlungsphasen stehen in unterschiedlichsten Verbindungen zueinander. Sport – insbesondere leistungsorientierter Sport – kann diese Gleichgewichte nachhaltig stören. Daher müssen gerade im Sportbereich neben sinnvollen Trainingsplänen die regulativen Prozesse berücksichtigt werden, was ja im eigentlichen Sinn das Training darstellen würde, denn Training bedeutet ja Anpassung an einen gesetzten Reiz. Nur muss dieser Reiz der Konstitution des Einzelnen entsprechen und die Reizanpassung ebenfalls.

Der regulativen Aufgabe der Ernährung wird im Sport häufig zu wenig Beachtung geschenkt. Zu sehr stehen oft nur die Nährstoffe im Fokus der Betrachtung und nicht das sensible Zusammenspiel aller Funktionskreise. Hinweise auf Störungen des Systems wie etwa Müdigkeit, Verdauungsprobleme, schlechter Schlaf oder aber emotionale Entgleisungen werden nicht als Warnsignal im Hinblick auf das gesamte System interpretiert, und wenn, überhaupt nur selektiv bearbeitet.

Sport sollte der Unterstützung der Wandlungsphasen dienen und nicht als Zerstörer. Wenn der ursprüngliche Sinn von Sport verloren geht und wirtschaftlichen, sozialen oder aber egozentrischen Motiven folgt, dann wird der Organismus automatisch über kurz oder lang geschädigt werden. Gerade in den Entwicklungsphasen von Kindern wird zu sehr leistungsorientierter Sport betrieben, die Bildung von Grundlagen aber bleibt leider sehr oft aus. Geradezu tragisch ist es, wenn Sport zur Kompensation psychischer Entgleisungen missbraucht wird wie etwa bei der Magersucht oder der Ess-Brechsucht. Auch regulative Bemühungen bei Übergewicht sollten nicht durch unkontrollierten Sport den Organismus schädigen – Nachhaltigkeit ist hier gefragt, nicht das schnelle Erreichen kurzfristiger Ziele.

12. Die Umsetzung der Sporternährung aus der Sicht der TCM

Eine ausgewogene und bedarfsorientierte Ernährung beeinflusst sowohl die Gesundheit als auch die Belastbarkeit und die Leistungsfähigkeit im Sport. Ausgehend von sinnvollen, grundlegenden Ernährungsempfehlungen, welche für alle Sport treibenden Menschen gegeben werden können, unterscheiden sich die Bedürfnisse hinsichtlich Belastungsdauer und Belastungsintensität. Den spezifischen Belastungsparametern, welche sich aus den unterschiedlichen Sportarten ergeben, sollte dabei ebenso Rechnung getragen werden wie den individuellen Leistungsniveaus und Zielen.

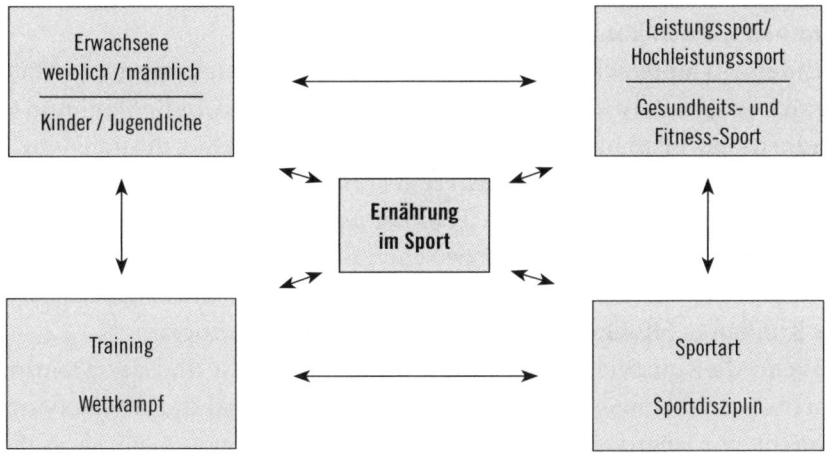

Abb. 36 Faktoren der Ernährungsberatung für Sportler (Friedrich, 2006)

Die Berücksichtigung aller Parameter ermöglicht individuell angepasste Empfehlungen, welche grundsätzlich auf der Basis ernährungswissenschaftlicher Erkenntnisse erstellt werden sollten. Da stetig neue Forschungsergebnisse die Lehrmeinungen auch nachhaltig korrigieren können, ist es ratsam, sich über Fachliteratur, Kongresse oder Weiterbildungen auf dem Laufenden zu halten. Eine grundsätzliche Anforderung an die Ernährung von Sportlern besteht darin, dass sie bedarfsorientiert sein sollte. Die Realität zeigt aber in diversen Studien, dass die Ernährungsgewohnheiten häufig von unterschiedlichsten Faktoren beeinflusst werden, die eine optimale Versorgung des Sportlers nicht unbedingt ermöglichen.

Unangemessenes Ernährungsverhalten kann zu unterschiedlichen Problemen beitragen, welche sowohl die Leistungsfähigkeit als auch die Gesundheit nachhaltig ungünstig beeinflussen können. Zu den häufigsten Folgen zählen unsere Zivilisationskrankheiten und deren direkten und indirekten Auswirkungen sowie die Essstörungen. Wesentlich ist, sowohl die spezifischen Anforderungen des Sportes als auch die konstitutionellen Möglichkeiten des Einzelnen zu berücksichtigen.

Es gibt unterschiedliche Parameter, nach denen Spezifizierungen vorgenommen werden können.

Einerseits unterscheidet man hinsichtlich der Belastungsintensitäten, die sich aus der Ausrichtung des Betreffenden ergeben, in Breiten- und Gesundheitssport und in den Leistungssport, wobei auch hier die individuellen Zielvorgaben sehr unterschiedlich sein können.

Des Weiteren wird zwischen Training und Wettkampf, zwischen Sportarten und Sportdisziplinen und zwischen Erwachsenen und Jugendlichen/ Kindern bzw. Senioren unterschieden. Diese Faktoren sind in der Begleitung der Kunden in Hinblick auf die Planung zu berücksichtigen.

Wenn die sportliche Ausrichtung zielorientiert ist und der Trainingsumfang – unabhängig vom Leistungsniveau – 3–5-mal die Woche beträgt, kann für eine langfristige Planung die Aufteilung folgendermaßen aussehen: (Matwejew, 2004)(ausführlich beschrieben ab Seite 97)

1. Trainingsphase
2. Vorwettkampfphase
3. Wettkampfphase
4. Nachwettkampfphase

Hinsichtlich der spezifischen Bereiche des Trainings kann man folgendermaßen unterscheiden:

1. Kraft (reine Kraft, Schnellkraft, Kraftausdauer)
2. Schnelligkeit
3. Koordinative Fähigkeiten
4. Ausdauer

Diese Unterteilungen beziehen sich einerseits auf die Sportdisziplinen und andererseits auf die Trainingsmuster.

12.1. Leistungsgruppen

Die erste Möglichkeit der Klassifizierung besteht in der Einteilung der Sportler in verschiedene Leistungsgruppen.

Breiten- und Freizeitsportler:
Dieses Feld macht mit ca. 65% der Sportler den Löwenanteil aus. Der Trainingsumfang liegt bei wenigen Stunden in der Woche und dient der körperlichen Fitness. Hier ist eine vernünftige Basisernährung nach den Regeln der TCM sinnvoll.

Leistungssportler:
Etwa 20% der Sportler trainieren intensiver mit teilweise einigen Stunden pro Tag. Mit einem guten Ernährungsbewusstsein und unter Beachtung der Konstitution können hier sportliche Leistungen vernünftig über die Ernährung realisiert und Ressourcenverlusten entgegengewirkt werden.

Hochleistungssportler:
Etwa 15% betreiben Hochleistungssport und es ist oft ein fließender Übergang zwischen Leistungs- und Hochleistungssport. Hier stoßen wir in

Bereiche vor, die eine sehr genaue und individuelle Ernährung erfordern, um die Belastungen ohne gesundheitliche Schäden erbringen zu können.

12.2. Sportartspezifische Einteilung

Kraftsportarten

Das Trainingsziel ist die Entwicklung der Maximalkraft, einhergehend mit einer erheblichen Zunahme an Muskelmasse. Die Ausdauerfähigkeit ist von geringerer Bedeutung. Aufgrund des hohen Körpergewichts der Athleten ergeben sich sehr große Energieumsätze. Aus der Sicht der TCM muss ein besonderer Focus auf einen ausreichenden Aufbau von Qi und Jing gelegt werden, denn die enormen Trainingsanstrengungen gehen oft an die Belastungsgrenzen des Sportlers.

Ausdauersportarten

Aus westlicher Sicht sollte in der Basisernährung auf eine fettarme und kohlenhydratbetonte Kost Wert gelegt werden, die mit steigender Trainingsintensität auch deutlich an Proteinen zulegen muss. Um den Fettstoffwechsel im Grundlagentraining zu optimieren, ist hier eine eher knappe Energiezufuhr sinnvoll. Dabei ist auf ausreichende Vitamin B1-Zufuhr (KH-Stoffwechsel), auf erhöhte Kaliumzufuhr (Glykogenaufbau) und eine gute Eisenversorgung (Verbesserung der Sauerstoffbindungskapazität) zu achten.

Aus Sicht der TCM benötigt das Ausdauertraining ganz speziell den Aufbau von *Yin* und *Xue* – speziell in China wird hier die Einnahme von Schildkrötenpanzer empfohlen.

Schnellkraftsportarten

Wie der Name schon sagt, steht in diesen Sportarten das Zusammenspiel von Kraft und Schnelligkeit im Vordergrund, was für die Ernährung einen hohen Eiweißanteil bedeutet sowie einen hohen Kohlenhydratanteil für intensive, intervallartige Belastungen. Auch die Mikronährstoffe sind wichtig, denn ohne diese ist der hohe Stoffwechsel nicht zu realisieren. Aus Sicht der TCM steht hier der Aufbau von *Qi* und *Yang* im Vordergrund.

Kraftausdauer

Hier spielen Kraft und Ausdauer eine ergänzende Rolle, und dementsprechend sind sowohl Proteine als auch Kohlenhydrate wichtig, ebenso wie die Mikronährstoffe. Aus der Sicht der TCM ist hier insbesondere *Qi* und *Yin* im Aufbau wichtig.

Spielsportarten

In den Spielsportarten spielen die unterschiedlichen körperlichen Anforderungen meist zusammen, je nach Sportart mit den entsprechenden Verschiebungen. Die Kohlenhydrate stellen dabei den wichtigsten Lieferanten von Energie dar und je nach Belastungsintensität werden die Glykogenspeicher durch die intensiven Bewegungseinheiten schnell entleert. In der Praxis zeigt sich häufig eine eher schlampige Ernährungsdisziplin der Sportler, die dann zu Verletzungen und Leistungseinbrüchen führen. Insbesondere im Freizeitsport sorgen die negativen gruppendynamischen Prozesse nicht selten zu Überanstrengungen, die dann weder durch vernünftige Regenerationen noch durch die entsprechende Ernährung kompensiert werden. Aus Sicht der TCM ist hier der Aufbau von *Qi* und *Yang* wichtig.

12.3. Die wettkampfspezifischen Aspekte

Da ein Sportler im Verlauf eines langjährigen Trainingsprozesses nicht ununterbrochen „in Form" sein kann, unterwirft man Aufbau, Erhaltung und Verlust der sportlichen Form einer bewussten, zyklisch sich wiederholenden Periodisierung (Weineck, 1983). Die physiologischen Besonderheiten der jeweiligen Belastungsphase – Vorbereitungs-, Wettkampf- und Übergangsperiode – stellen dabei auch unterschiedliche Anforderungen an die Ernährung.

Daher sind in der Ernährung verschiedene Phasen klar zu unterscheiden: die Basisernährung, die Vorwettkampfernährung, die Wettkampfernährung und die Ernährung für die Zeit nach dem Wettkampf.

In der Basisernährung ist der langfristige Energie- und Nährstoffbedarf des ganzjährigen Trainings sicherzustellen. Sie muss abwechslungsreich und leicht verdaulich sein. Aus der Sicht der TCM sind hier Qi, Yin und Xue aufzubauen

In der Vorwettkampfernährung liegt das Ziel darin, eine optimale Ausgangslage für den Wettkampf zu schaffen. Sie dient vorrangig dem Auffüllen der Energiespeicher sowie der spezifischen Anpassung an den Wettkampf in Bezug auf die zu erwartenden Essrhythmen. Die Phase erstreckt sich über die letzten 2–3, in manchen Sportarten auch 6–8 Tage vor dem Wettbewerb, hier insbesondere dann, wenn superkompensatorische Maßnahmen erfolgen. Aus der Sicht der TCM liegt der Focus hierfür im Aufbau des Yin, sowie im Aufbau von Xue und Jing Je, da ja lang andauernde Wettkämpfe zu erwarten sind. Sollte der Focus auf der Schnellkraft liegen, dann eher das Yang betonen.

Die Ernährung für den Wettkampf betrifft die Ernährung vor dem Start und in vielen Sportarten auch während des Wettkampfes oder in den Pausen, entweder im Wettkampf selber oder zwischen den Wettkämpfen. Von höchster Bedeutung ist in dieser Phase die Vermeidung ernährungsbedingter Fehler, damit nicht die gesamte Vorbereitung auf den Wettkampf zunichte gemacht wird. Aus der Sicht der TCM stehen hier der Aufbau und Erhalt von Qi und Yang im Vordergrund, bei langen Wettkämpfen auch der des Yin.

In der Nachwettkampfernährung steht der rasche Ersatz der verbrauchten Nährstoffe für eine Verkürzung der Regenerationszeit im Focus, insbesondere der Flüssigkeits- und Elektrolytersatz, das Auffüllen der Energiedepots durch Zufuhr leicht verdaulicher Kohlenhydrate und die Zufuhr von hochwertigen Proteinen zum Strukturaufbau. Aus der Sicht der TCM sollten hier vor allem Yin, Xue und Jing Je aufgebaut werden.

12.4. Sporternährung in der Praxis aus westlicher Sicht

Alle Theorie ist natürlich für das Verständnis einer adäquaten Beratung wichtig, doch ebenso gilt: Alle Theorie ist grau. Letztendlich muss sich diese in der Praxis beweisen und Erfahrungen sind durch nichts zu ersetzen. Dabei zählen sowohl die Erfahrungen als Trainer als auch die Eigenerfahrungen, denn Wirkungen von Trainingsmechanismen und Ernährungstipps lassen sich am besten beschreiben, wenn man diese selbst schon ausprobiert hat.

Saisonplanung

Nun zu einer ausführlichen Beschreibung der bereits weiter oben kurz angeführten Aufteilung des Trainingsumfanges.

Trainingsphase

Die absolute Grundlage bildet hier eine ausgewogene Basisernährung mit unbelasteten Lebensmitteln, die hinsichtlich ihrer Nährstoffe optimal zubereitet werden sollten. Natürlich muss auch die Energiebilanz beachtet werden, die unter normalen Umständen ausgeglichen sein sollte.

Des Weiteren ist es ratsam, den Ernährungsplan den einzelnen Trainingsplänen anzupassen. In den meisten Sportarten werden nicht nur die sportartspezifischen Belastungen trainiert, sondern auch die Grundlagen für Ausdauer, Kraft, Beweglichkeit, Koordination und Schnelligkeit. Dies setzt eine gewisse Flexibilität in der Ernährungsplanung voraus, die sich aber nicht nur an den ernährungsphysiologischen und trainingsspezifischen Anforderungen orientieren sollte, sondern auch die individuellen Bedürfnisse des Sportlers zu beachten hat, denn die Nahrung soll nicht nur bedarfsorientiert aufgebaut sein, sondern muss für den Einzelnen auch gut verträglich sein. Während für alle Sportarten eine ausreichende Versorgung mit Kohlenhydraten unumstritten ist, werden bei den Verteilungen von Fetten und Eiweiß sehr unterschiedliche Ansichten vertreten.

Die Ernährung bildet einen wichtigen Baustein in der Trainingsplanung und hat einen entscheidenden Anteil am Erfolg sowie der Gesunderhaltung.

Die wichtigsten Grundsätze und Ernährungsrichtlinien:
- Stetige Vergrößerung der Glycogenreseven durch eine kohlenhydratreiche Ernährungsweise, um damit höhere schnell verfügbare Energiereserven aufzubauen. Diese Maßnahme erscheint für alle Sportarten sinnvoll:
  1. Vergrößerung der Energiespeicher, dadurch bleiben mehr Reserven im Ausdauersport
  2. Verminderung der Energiezufuhr während der Belastung, je nach Trainingszustand sogar völliger Verzicht möglich (z.B.: Marathonlauf in 2:10)
  3. In Sportarten mit vorrangig anaeroben Energiebelastungen erfolgt durch volle Glycogenspeicher eine wesentlich schnellere Regeneration durch schnelleren Abbau des Laktats (Friedrich, 2006)
  4. In Sportarten mit Gewichtsklassen, wie Karate, Boxen, Judo etc. ist zu beachten, dass gefüllte Glycogenspeicher Leistungseinbrüchen vorbeugen können. Jedoch ist zu bedenken, dass pro g Glykogen auch 2,7 g Wasser eingelagert werden (Schek, 2005)
- Optimale Regeneration und Unterstützung des Immunsystems durch eine hochwertige Proteinversorgung. Hier wird in mancher Literatur auch geraten, nach intensiven Belastungen so genannte Recovery-Getränke zu geben, in denen Gemische aus 30% Protein und 70% Kohlenhydrate enthalten sind. Dadurch steigt die Geschwindigkeit der Wiederauffüllung der Glycogenspeicher um 38% (Neumann, Hottentott, 2002; Ivy, 2000).
- Die ersten zwei Stunden nach einer intensiven Belastung ist der Körper nach der *„open-window-Theorie"* besonders regenerationsfähig, dies sollte durch entsprechende Nährstoffaufnahmen genutzt werden
- Optimierung des Fettstoffwechsels. Normalerweise sollte man nicht nüchtern in eine Trainingsbelastung gehen, aber hier können beispielsweise auch Trainingseinheiten helfen, die nüchtern abgehalten werden, um den Körper zu zwingen, seine Fettreserven früher und ausgiebiger zu mobilisieren. Dadurch kann einerseits der Körperfettanteil gesenkt werden, andererseits können in einer Belastung die Glycogenspeicher länger geschont werden. Ansonsten sind kohlenhydrathaltige Mahlzeiten, mindestens 2–3 Stunden vor der Belastung, sinnvoll. Allerdings sollten

die Nahrungsmengen so bemessen sein, dass keine übermäßige Sättigung vorliegt. Die Nahrungsaufnahme nach dem Training soll zwar die Regeneration optimieren, aber keinesfalls die Ruhephase beeinträchtigen. Mahlzeiten sollten daher maximal zwei Stunden vor der Nachtruhe eingenommen werden. Diese wäre sinnvollerweise weit vor Mitternacht zu beginnen und sollte ca. 8 Stunden betragen.

▶ Die Ernährung soll sehr langfristig optimiert werden, kurzfristige Änderungen sind kaum sinnvoll.

▶ Die Ernährung für den Wettkampf sollte im Training bis ins kleinste Detail erprobt werden, Experimente im Wettkampf sind zu vermeiden.

▶ Alkohol ist zu meiden, speziell nach sportlichen Belastungen wirkt sich Alkohol negativ aus, stört die Nachverbrennung und ist für Mineralstoff – und Vitaminverluste verantwortlich. Außerdem wirkt sich Alkohol negativ auf den Testosteronspiegel aus (Friedrich, 2006).

▶ Mahlzeitenverteilung: Die Essenszufuhr sollte für Sportler eher auf mehrere Mahlzeiten verteilt sein, um Völlegefühle und Übermüdung durch Essen zu vermeiden und um für einen aufrechten Blutzuckerspiegel zu sorgen. Individuelle Anpassungen, insbesondere an das Training sowie persönliche Verträglichkeit sind dabei unbedingt zu beachten und können durchaus zu erheblichen Verschiebungen führen.

Vorwettkampfphase

In dieser Phase geht es in erster Linie darum, den aufgebauten Trainingsstatus zu stabilisieren, die Energiespeicher zu füllen und die sportartspezifische Feinabstimmung zu trainieren. Einer der wesentlichsten Aspekte liegt hier in der so genannten Superkompensation. Das Ziel liegt in der gesteigerten Anlagerung des Muskelglycogens, um die Ermüdung bei lang andauernden Wettkämpfen hinauszuzögern. Dazu zählen Wettkämpfe mit einer Dauer von 90 Minuten und länger ohne Unterbrechung, also Marathon, Triathlon, Straßenradrennen etc. und Wettkämpfe über mehrere Tage (Tanzturniere, Spielsportturniere...). Grundsätzlich profitieren aber auch Sportler aus anderen Disziplinen von gut gefüllten Speichern, insofern keine Limitierungen durch Gewichtsklassen gegeben sind.

Die Methode der Superkompensation geht auf Untersuchungen aus dem Jahre 1967 zurück, als Hultmann festgestellt hat, dass das die Geschwindigkeit bestimmende Enzym der Glycogensynthese noch 24 Stunden nach einer Muskelglycogen entleerenden Belastung aktiv ist. Dadurch kann bei entsprechend hoher Kohlenhydratzufuhr mehr Glycogen eingelagert werden. Seine Messungen haben ergeben, dass eine hohe Gabe von Kohlenhydraten 12 g/kg KG/d Glycogeneinlagerung ermöglicht hat, während eine Fett- und eiweißbetonte Ernährung lediglich eine Einlagerung von 1,2 g/kgKg/d zur Folge hatte. Eine weitere Untersuchung von Hultmann hat ergeben, dass eine über drei Tage nach der Belastung gehende Kost mit 70 % Kohlenhydraten der Glycogengehalt eines Muskels bei 4,1 g/100 g lag, nach einer gemischten Kost bei 2,1 g/100g und nach einer kohlenhydratarmen Kost bei 0,8 g/100g. Das Resultat war, dass die Ausdauerfähigkeit bei einer Belastung von 75 % VO2 max. auf einem Fahrradergometer bis zur Erschöpfung je nach Kostform nach 189 Minuten, 126 Minuten und 59 Minuten lag.

Im Laufe der Zeit haben sich verschiedene Interpretationen der Superkompensationstechnik entwickelt:
1. Vier Tage vor dem Wettkampf eine Muskelglycogen entleerende Einheit, der am gleichen Tag eine Fett-Eiweißkost folgt. An den folgenden Tagen sowie am Wettkampftag soll die Kost > 70 En % Kohlenhydrate enthalten, ebenso an folgenden Tagen bei Wettkämpfen über einen Tag hinaus (Shermann, 1981). Diese Diät stellt jedoch den Organismus vor erhebliche Verdauungsprobleme und wird heute eher abgelehnt.
2. Nach der gemäßigten Superkompensation, auch „Tapering"-Technik genannt, soll sechs Tage vor dem Wettkampf bei 75% VO2 max. 80–90 Minuten trainiert werden. Die folgenden Tage soll die Trainingsdauer bei gleicher Intensität täglich um 15–20 Minuten reduziert werden. Im gleichen Zeitraum ist die Zufuhr an möglichst komplexen Kohlenhydraten stufenweise auf 70 En % zu steigern, mit dem Resultat einer Verdoppelung der Muskelglycogenspeicher. Diese Technik beruht auf der Feststellung, dass sich die oben beschriebene Methode auf die Stimmung niederschlagen kann und eine überproportionale Einlagerung nicht unbedingt notwendig ist (Mc Ardle, 1991).

Inwiefern diese so genannte „Carboloading"-Methoden den Wettkampferfolg allerdings tatsächlich steigern, wird kontrovers diskutiert. Eine Studie mit einem doppelt blinden, placebo-kontrolliertem Crossover – Versuchsdesign hat ergeben, dass zwar die Speicher bei der oben genannten Methode gegenüber der Kontrollgruppe erheblich erhöht waren, sich jedoch keine Leistungsunterschiede bemerkbar gemacht haben. Daher wird geschlossen, dass schon die Annahme erhöhter Speicher einen positiven psychologischen Effekt haben und somit zu einer Leistungssteigerung führen kann (Schek, 2005).

Wettkampfphase

Nun kommt es darauf an, die erarbeiteten Dinge auch umzusetzen. Damit keine bösen Überraschungen kommen, sollten im Wettkampf nie Ernährungsexperimente unternommen werden. Es ist von entscheidender Bedeutung, sich nicht leichtsinnig zu ungewohnten Maßnahmen hinreißen zu lassen, das hat schon oft zu ernsthaften Magen-Darmproblemen, Müdigkeitsanfällen, Leistungseinbußen etc. geführt. Die folgenden Ernährungsempfehlungen stellen lediglich einen Rahmen dar, der sich je nach Sportart, Belastungsdauer und Intensität noch angleichen kann.

- Zwei bis vier Stunden vor dem Wettkampf sollte eine kohlenhydrathaltige Mahlzeit von etwa 200–300g eingenommen werden zur Auffrischung des Leberglycogengehaltes, allerdings ohne Ballaststoffe, um den Darm zu entlasten. Zusätzlich 0,5 l Mineralwasser trinken. Fette sind eher zu meiden.
- 45 Minuten vor dem Wettkampf, bzw. auch in längeren Pausen, kleine Imbisse bzw. Sportgels, Sportriegel, Banane oder Ähnliches essen. Diese sollten Zucker und Stärke enthalten.
- Ca. 30 Minuten vor dem Start und in den Pausen Mineralwasser mit Natrium trinken, bzw. isotone Getränke.
- Optimal ist eine Kohlenhydrataufnahme 30 Minuten vor dem Start, da dann das Maximum der Insulinsekretion in die Anfangsphase der Belastung fällt, bei der obligat ein Katecholaminstress vorherrscht – dadurch kann eine Unterzuckerung vermieden werden.
- Zu kurz vor dem Start sollten keine Kohlenhydrate aufgenommen werden, um eben die oben beschrieben Probleme nicht auftauchen zu lassen.

- Bei langen Wettkampfbelastungen empfiehlt sich eine Kohlenhydratzufuhr von 65 g/h, vorrangig in Form isotoner Glucose-Elektrolytlösungen. Dadurch werden Wasserspeicher gefüllt und die Glukoseverfügbarkeit erhöht. Am besten sollten alle 15 Minuten etwa 200ml einer 8 %-igen Lösung zugeführt werden. Bei verstärktem Kohlenhydratbedarf bei gleichzeitig vermindertem Wasserbedarf wie bei kalten Witterungen können auch 17 %-ige Glucose-Polymer-Lösungen getrunken werden. Eine Alternative besteht in der Kombination von Powergels mit natriumreichem Wasser.
- Feste Nahrung empfiehlt sich eher nur bei Beanspruchungen, die den Rumpf wenig erschüttern (Straßenradrennen).
- Bei Wettkämpfen über einen Tag sind die Glycogenspeicher mit ca. 10 g KH/kg KG rasch zu füllen, wobei die ersten 100 g in den ersten 120 Minuten nach der Belastung zuzuführen sind. Dazu eignen sich Lebensmittel mit einer Glykämischen Last von 10.

Nachwettkampfphase
- Nach dem Wettkampf sind sowohl die Wasserspeicher als auch die Kohlenhydratspeicher zu füllen. Auch die Mineralstoff – und Vitaminverluste sind auszugleichen. Hier eignen sich verschiedene Methoden, z.B. Fruchtsaftschorle mit getrockneten Früchten oder Banane.
- Im weiteren Verlauf ist eine Basiskost mit 55 % Kohlenhydraten zu empfehlen. Außerdem ist eine rasche Regeneration durch die Zufuhr hochwertiger Eiweiße zu unterstützen.

13. Aufgaben der einzelnen Mahlzeiten am Tag

Jede Mahlzeit erfüllt spezifische Aufgaben und gerade aus der Sicht der TCM sollte dieses Potential besonders sinnvoll genutzt werden. Die Rezepte sind für 2 Personen konzipiert, wobei die Mengen natürlich an die Situation angepasst werden müssen. (H = Holzelement, F = Feuerelement, E = Erdelement, M = Metallelement, W = Wasserelement)

13.1. Frühstück

Das Ziel des Frühstücks liegt im Aufbau der Glycogenspeicher, des Pools freier Aminosäuren sowie dem Füllen der Wasserspeicher, dabei sind natürlich auch die Mikronährstoffe zu beachten – kurzum: Eine leicht verdauliche, bedarfsorientierte Mahlzeit mit dem Anspruch an eine hohe Nährstoffdichte. Aus der Sicht der TCM geht es darum, Milz und Magen zu wärmen und das kleine Yang des Morgens kräftig zu unterstützen und damit das Holzelement zu stützen. Natürlich steht auch der Aufbau von Qi und Yang im Focus, ohne das Auffüllen von Ying zu vernachlässigen und unter Beachtung der Organuhr sind gerade Milz und Magen am Vormittag besonders leistungsfähig und können zugeführte Nahrung besonders gut umwandeln. Mit dem Frühstück wird der Tag eingeleitet und die Grundlage für die Leistungsfähigkeit für die anstehenden Belastungen gelegt. Daher ist es wichtig, eine sinnvolle Ritualisierung mit dem Tagesbeginn zu vereinen. Das Aufstehen sollte in Ruhe und ohne unnötige Gedanken an den Tag geschehen. Nach der Morgentoilette macht es Sinn, den Organismus, insbesondere den Magen, über Bewegung wie Chi Gung, Tai Chi oder moderates Training zu mobilisieren. Ein Glas kühles Wasser unterstützt die Aktivierung des Magens, zum Frühstück sollten dann Tees oder warme Brühen genossen werden, um die Wasserverluste der Nacht auszugleichen und den aktivierten Stoffwechsel zu unterstützen. Es folgt nach ausgiebiger Körperpflege das Frühstück. Dieses sollte in Ruhe und ohne Ablenkungen erfolgen, damit Geist und Körper unbelastet in den Tag gehen können. Unnötige Störungen wirken sich nachteilig auf die Bereitstellung von Qi sowie die emotionale Situation des Organismus aus.

Gebratene Polenta mit Avocado und Tomaten

F		Topf mit 0,5 l Wasser erhitzen
E	160 g	feine Polenta einstreuen, aufkochen und unter Rühren ca. 15 Minuten köcheln
E	30 g	Ghee einrühren
M	10 g	Ingwer, sehr fein gehackt, zugeben
M		etwas Macis zugeben
W		etwas Natursalz zugeben
H		etwas Bio-Zitronenschale, fein gerieben, zugeben
F		etwas Paprika edelsüß zugeben
E	2	Eidotter einrühren
M		feine Schnittlauchröllchen zugeben und die Masse 1 cm dick auf ein gefettetes Blech streichen
W		kühlen, dann in Rechtecke schneiden
F		Eine beschichtete Pfanne erhitzen und die Rechtecke von beiden Seiten hellbraun anbraten
E	60 g	Avocadofleisch mit
M		frisch gemahlenem schwarzem Pfeffer
W		Natursalz
H		Abrieb von einer BIO Zitrone und Tomatenwürfeln sowie
F		gemahlenem Chili verrühren und zur Polenta reichen

Wirkungen: *Qi tonisieren*
Bewegen und regulieren von Qi
Jing tonisieren
Yin tonisieren
Blut tonisieren
Befeuchtung des Darmes
Auflösen und Transformieren von Feuchtigkeit

Tipps: *Milch anstelle Wasser – mehr Yin-Stärkung*
Haferdrink anstelle Wasser – mehr Yang-Stärkung
Dinkeldrink anstelle Wasser – mehr Stärkung von Qi, Yin und Blut

Apfel-Nusspfannkuchen mit Buchweizen

E	40 g	Dinkelvollkornmehl mit
E	3	Eidotter und
E	30 g	Cashewnüsse, gehackt, glattrühren
E		etwas gemahlene Vanille zugeben
M	80 ml	Haferdrink einrühren
M	10 g	Ingwer, fein gehackt, zugeben
W		etwas Natursalz zugeben
H	40 g	Topfen einrühren
H		etwas geriebene Bio-Zitronenschale zugeben
F	40 g	Buchweizenmehl und
F	10 g	Kakaopulver, entölt, einrühren
E	3	Eiklar schlagen und unterheben, die Masse in eine heiße, gebutterte Pfanne geben und mit
E	100 g	Apfelspalten belegen und bei 180 Grad im Ofen ca. 25 Minuten backen

Wirkungen: Qi tonisieren

Blut tonisieren

Yin tonisieren

Beruhigt Shen

Das Qi regulieren und bewegen

Tipps: Haferdrink gibt es im Bioladen oder im Reformhaus, lässt sich aber gut selber herstellen: 80–100 g gewaschenen Hafer über Nacht einweichen, mit 1 l Wasser weich kochen, pürieren und durch ein Sieb streichen. Die verbleibenden Festbestandteile als Basis für Haferlaibchen nutzen

Diese Pfannkuchen eignen sich auch als kalte Zwischenmahlzeit bzw. als Dessert oder als Beigabe zum Kaffee

Hirsebrei mit Karotte und Pastinake

M	450 ml	Haferdrink in einem Topf erhitzen
W		etwas Natursalz zugeben sowie
H		ein wenig Apfelessig
F	80 g	Pastinake, fein gewürfelt, zugeben sowie
E	80 g	Karotten, fein gewürfelt
E	80 g	Hirseflocken einrühren
M		gemahlenen Koriander zugeben und ca. 20 Minuten köcheln lassen, dann 10 Minuten ausquellen
W	40 g	Parmesan, gerieben, einrühren
H		Hefeflocken zugeben
F		wenig Paprikapulver edelsüß zugeben und mit
E	10 ml	Weizenkeimöl und
E	20 g	Schnittlauch vollenden

Wirkungen: *Qi tonisieren*
Blut tonisieren
Beruhigt Shen
Hilft Nässe aufzulösen und zu transformieren
Reguliert und bewegt Qi
Hilft Schleim aufzulösen und zu transformieren

Tipps: *Man kann bei diesem Gericht die Hirse im Wasser auch im Ganzen kochen, dabei ist aber zu beachten, dass die Hirse sehr weich gekocht werden muss. Zudem muss die Hirse vorher ausgiebig heiß abgespült werden*

Die Gemüse sind je nach Saison variabel, Frühlingszwiebel zB. wärmt zusätzlich

Milchreis mit Kürbis

F		Topf mit 650 ml Wasser erhitzen
E	150 g	Milchreis einrühren
M		Kardamom, frisch gemörsert, zugeben
W		etwas Steinsalz zugeben und weich dünsten, dann 10 Minuten ausquellen
F		Eine Pfanne erhitzen und
E	15 g	Ghee zugeben
E	300 g	Schlangenkürbis, fein gewürfelt, zugeben, anschwitzen und weich dünsten, dann
M		etwas guten Curry zugeben sowie
W		etwas Natursalz und mit
H	20 g	gehackter Petersilie vollenden, mit dem Motschi anrichten

Wirkungen: *Qi tonisieren*
Yang tonisieren
Blut tonisieren
Steuert leerer Hitze entgegen

Tipps: *Schlangenkürbis lässt sich prima schneiden, es geht natürlich auch Muskatkürbis*

Kürbis ist schwer verdaulich und passt für feucht- kalte Konstitutionen nicht gut, außerdem muss er weich gegart werden und mit Gewürzen verdaulich gemacht werden

Wenn man Ghee selber macht, die Butter so lange köcheln, bis sich der Absatz leicht anlegt – so wird viel Qi aufgenommen

Wer Ghee nicht selber machen kann, zur Not geht auch gekauftes Butterschmalz

Beim Kardamom unbedingt die Samen frisch mörsern – egal, ob grüner oder brauner Kardamom

Hafer-Müsli

F	700 ml	Wasser erhitzen
E	150 g	Hafer zugeben und sehr weich dünsten
H	100 g	frische Himbeeren in eine Schüssel geben
H		etwas frische Zitronenmelisse hacken und zugeben
F		etwas geriebene Bio-Orangenschale zugeben
E		etwas Honig zugeben sowie
	50 g	geröstete Sonnenblumenkerne
M		mit dem gekochten Hafer vermengen und
M	100 g	Schafsjoghurt unterheben und zum Schluss
W		eine Prise Natursalz zugeben

Wirkungen: Qi tonisieren
Yin tonisieren
Beruhigt Shen
Yang tonisieren

Tipps: Je nach Jahreszeit das Obst anpassen
Bei viel Kälte bzw. im Winter anstelle der Beeren
Apfelkompott oder Apfelmus wählen und mit Zimt erwärmen
Anstelle der Haferkörner sind auch Gerstenkörner sinnvoll (besonders im Herbst und bei Yin- Leere, muss aber vorher 8 Stunden eingeweicht werden)
Auch Dinkelkörner sind fein (ebenfalls 8 Stunden einweichen vorher)

Süße Erdäpfel-Mohnlaibchen mit gebratenen Feigen

E	200 g	Erdäpfel (mehlig) weich dämpfen, dann schälen und mit
E		Eidotter
E	20 g	Blütenhonig sowie
E	15 ml	Tahin (Sesammus) vermengen, dann
M	10 g	gehackten Ingwer, ein wenig
W		Natursalz
H	80 g	Magertopfen und etwas geriebene Bio-Zitronenschale einarbeiten
F	20 g	Mohn (in Rotwein weich gekocht) zugeben und dann mit
E	20 g	Ghee goldgelb herausbraten
F		Eine Pfanne erhitzen
E	100 ml	roten Traubensaft zugeben
E	1	Ceylon Zimtstange sowie
E	20 g	Blütenhonig und alles sirupartig einkochen, dann
E	8/4	Feigen zugeben und ca. 15 Sekunden darin schwenken

Wirkungen: *Qi tonisieren*
Yin tonisieren
Xue (Blut) tonisiseren
Bewegt das Xue (Blut)
Reguliert Übersäuerung
Reguliert die Verdauung – Milz/Magenmeridian
Eliminiert Hitze und leitet Toxine aus

Tipps: *Soll das Yin stärker betont werden,*
Erdäpfel durch Süßkartoffel ersetzen
Wer die Laibchen fester mag, kann in die Masse
noch Dinkel-Vollkornmehl einarbeiten

Buchweizenpalatschinken mit Linsenpüree und Frühlingslauch

F	20 g	Buchweizenmehl mit
E	30 g	Dinkelmehl,
E	60 ml	Ziegenmilch und
E	1	Ei sowie
E	1	Eidotter glatt rühren
M	10 g	Schnittlauchröllchen zugeben
W		etwas Natursalz zugeben und 15 Minuten ruhen lassen,
F		Eine Pfanne erhitzen
E	etwas	Butter erhitzen und rasch 4 Palatschinken backen
W	200 ml	Wasser aufkochen
W	40 g	rote Linsen zugeben
H		geriebene Bio-Zitronenschale zugeben
F		etwas Bohnenkraut zugeben und ca. 35 Minuten weich dünsten, dann
E	20 g	Weizenkeime zugeben, alles fein pürieren, etwas gehackten frischen
M		Oregano und
	30 g	fein geschnittenen Frühlingslauch sowie mit ein wenig
W		Natursalz abschmecken, nach Bedarf mit etwas
H		weißem Apfelessig vollenden

Die Palatschinken mit dem Linsenpüree füllen und warm genießen.

Wirkungen: *Qi tonisieren*
Qi regulieren und bewegen
Jing (Essenz) tonisieren
Xue (Blut) tonisieren
Yang tonisieren
Yin tonisieren

Tipps: *Anstelle Ziegenmilch gehen natürlich auch Haferdrink oder Reisdrink*

Soll mehr entspannt werden, Schnittlauch durch Melisse ersetzen

Bei Glutenunverträglichkeiten kann das Dinkelmehl komplett durch Buchweizenmehl ersetzt werden, allerdings sind die Palatschinken etwas weniger fest dann

Wenn das Yin und das Immunsystem mehr gestärkt werden sollen, dann anstelle Wasser Hühnerbrühe verwenden

Hühnerbrühe mit Reis und Linsen

W		Am Vortag 2 l Wasser kalt aufsetzen, darin ein
H		Suppenhuhn von 1,5 kg aufkochen, abschäumen, 20 Minuten köcheln lassen, dann
F	4	Wacholderbeeren zugeben
E	2	Karotten sowie
	1	Pastinake zugeben und weitere 45 Minuten köcheln, dann
M	20 g	Ingwer zugeben sowie
M	20 g	Beifuß, 8 Minuten ziehen lassen und dann das Gemüse herausnehmen, abkühlen und würfeln, das Huhn in der Brühe rasch abkühlen und dann auslösen, die Brühe passieren
F		Einen Topf mit 0,5 l Hühnerbrühe aufkochen
E	160 g	Kartoffelwürfel zugeben
M	80 g	Nackthaferkörner zugeben
W	80 g	Berglinsen (am Vortag in Wasser eingeweicht) zugeben und alles 30 Minuten weich köcheln, dann
H	160 g	geschnittenes Huhn von der Hühnerbrühe zugeben
F	5 g	fein gehackten Thymian zugeben
E		die gewürfelten Gemüse aus der Hühnerbrühe zugeben und mit
M		fein geschnittenem Schnittlauch und
W		Natursalz vollenden

Wirkungen: *Qi tonisieren*
Regeneriert Körper, Geist und Seele
Xue (Blut) tonisieren
Wärmt und fördert die Verdauung

Tipps: *Diese Brühe ist perfekt nach einem anstrengenden Wettkampf oder sonstigen zehrenden Tätigkeiten*

Wer wenig Zeit hat, kann Reis separat kochen, rasch abkühlen und im Kühlschrank 3 Tage aufheben und somit morgens die Zeit einsparen – um den kühlenden Effekt des Kühlschrankes etwas abzupuffern Frühlingslauch und noch einmal frischen Ingwer zugeben am Morgen

Bei kleinen Haushalten ist auch die Brühe nur mit den Keulen gekocht eine gute Alternative

Hafer-Curry mit Fisch

M	400 ml	Reisdrink erhitzen
M	150 g	feinblättrige Haferflocken einrühren, aufkochen und dann
M	80 g	Frühlingslauch, in Röllchen geschnitten, zugeben, aufkochen
M		etwas Curry zugeben
W		etwas Natursalz zugeben
H		etwas Apfelessig zugeben
F	10 g	frischen Basilikum (in feine Streifen geschnitten) zugeben sowie mit ein wenig
E		Blütenhonig sowie etwas
M		Muskatblüte (Macis) abschmecken und mit
W	200 g	gebratenem Forellenfilet genießen

Wirkungen: Qi tonisieren
Reguliert das Qi
Eliminiert toxische Hitze
Beruhigt Shen (Geist)
Yin tonisieren
Yang tonisieren

Tipps: Pastinaken, Karotte oder Kürbis anstelle Frühlingslauch tonisiert noch das Blut muss aber sehr weich gedünstet werden
Anstelle Forelle geht auch Saibling – beide Fische liefern auch hochungesättigte Fettsäuren sowie Vitamin D und sind damit wichtig für den Zellaufbau, vor Allem die die Qualität der Zellen, die Regeneration, den Knochenaufbau sowie das Gehirn und das Immunsystem

Rundkornreis mit Marille

M	160 g	Rundkornreis mit
W	700 ml	Wasser über Nacht einweichen, dann gar kochen
H	200 g	Marille würfeln und
F		in einer erhitzen Pfanne andünsten
E	40 g	Rosinen zugeben und mitdünsten
M	10 g	fein geschnittenen Ingwer sowie den gekochten Reis zugeben, kurz mitdünsten
W		eine Prise Natursalz zugeben und dann anrichten.
H	20 g	Weizenkleie sowie 60 ml Naturjoghurt darüber geben und genießen

Wirkungen: *Qi tonisieren*
Xue (Blut) tonisieren
Bewegt das Xue (Blut)
Löst und transformiert Tan (Schleim)
Yin tonisieren
Reguliert die Verdauung
Eliminiert Hitze und entgiftet
Reguliert und bewegt das Qi

Tipps: *Der Rundkornreis stärkt besonders die Mitte und reguliert damit den Appetit – gut bei erhöhter innerer Unruhe*
Soll das Yin mehr tonisiert werden, dann Marillen durch Pfirsiche ersetzen
Die Weizenkeime bringen viel B-Vitamine für den Stoffwechsel mit, sie reduzieren Magen- und Leberfeuer

Dinkelbrei mit Kumquats

W	300 ml	Wasser mit
H	150 g	in Scheiben geschnittenen Kumquats aufsetzen und
F		aufkochen, dann das Wasser abschütten, die Kerne entfernen
W	200 ml	Wasser mit
H		den Kumquats aufsetzen
F		erhitzen und
E	30 g	Honig zugeben und 20 Minuten weich dünsten
F	600 ml	Wasser aufkochen
E	20 g	Sultaninen zugeben
M		etwas frisch gemörserten Kardamom zugeben
W		eine Prise Natursalz zugeben und dann
H	150 g	Dinkelgrieß einstreuen, aufkochen und 20 Minuten ausquellen lassen, dann
F		mit geriebener Bio-Orangenschale und
H		etwas Honig abschmecken und
H	40 g	gehackte Mandeln unterheben und mit den
H		Kumquats servieren

Wirkungen: Qi tonisieren
Yin tonisieren
Xue (Blut) tonisieren
Eliminiert Hitze und reduziert Feuer
Bewegt Xue (Blut)
Stärkt und reguliert die Mitte

Tipps: Soll es wärmender und trocknender sein, anstelle Dinkel den unreifen Dinkel (Grünkern) verwenden
Die kleinen Orangen (Kumquats) wärmen, der leicht bittere Geschmack entspannt die Leber
Die Kumquats können schon am Vortag zubereitet werden

Haferbrei mit Kürbis

F		Einen Topf erhitzen und
E	600 ml	Reismilch zugeben, aufkochen und
M	160 g	feinblättrige Haferflocken einstreuen, 15 Minuten köcheln und dann 20 Minuten ausquellen lassen

F		Eine Pfanne erhitzen und
E	300 g	fein gewürfelten Schlangenkürbis darin sehr weich dünsten
E	20 g	Akazienhonig zugeben sowie
E	30 g	fein gehackte Kürbiskerne
M		abschmecken mit Curry ,BIO Orangenabrieb und Ingwer dann servieren.

Wirkungen: Qi tonisieren
Beruhigt Shen (Geist)
Yin tonisieren
Xue (Blut) tonisieren
Yang tonisieren

Tipps: Soll es süßlicher werden, den Hafer vorher trocken in einer Pfanne anrösten, aber dabei beachten, dass der Ernährungswert abnimmt
Es können auch Muskatkürbis oder Butterkürbis verwendet werden
Wenn es noch schneller gehen soll, den Kürbis fein raspeln und direkt mit dem Haferbrei köcheln

Dinkelcrêpes mit Nussfüllung

H	100 g	Dinkel fein mahlen und mit
F	5 g	Kakao
E	2	verquirlten Eiern
E	200 ml	Reismilch
M		etwas geriebener Muskatblüte (Macis) und
W		einer Prise Natursalz verrühren und 20 Minuten ruhen lassen, dann
F		eine Pfanne erhitzen, etwas
E		Sesamöl zugeben und dünne Crêpes backen und mit
E		Nussmus füllen

Wirkungen: *Qi tonisieren*
Yin tonisieren
Xue (Blut) tonisieren
Yang tonisieren

Tipps:
– *Nussmus gibt es in guter Qualität im Bio-Laden,*
  Man kann die Nüsse auch variieren:
– *Haselnuss tonisiert das Qi und das Blut (in größerer Menge zusammen mit dem Fett aber Leberschädigend)*
– *Erdnuss tonisiert Qi und Yin und befeuchtet den Darm*
– *Cashewnüsse beruhigen Shen (Geist) und tonisieren Yin und Qi*
– *Mandeln tonisieren das Yin, befeuchten den Darm und regulieren das Qi*
– *Sesam tonisiert das Jing (Essenz), das Xue (Blut), das Yin und das Qi*
– *Pistazien tonisieren Xue (Blut) und Yin*
– *Sonnenblumenkerne tonisieren Qi, Yin und Xue (Blut), befeuchten den Darm und transformieren Nässe*

Gemüsesuppe mit Dinkelschrot

F		Einen Topf erhitzen und
E	10 ml	Sesamöl erwärmen, dann
E	100 g	gewürfelte Karotte
E	100 g	gewürfelte Zucchini
M	100 g	fein geschnittene Frühlingszwiebel zugeben und mit anschwitzen, dann
W	60 g	gekochte Mungbohnen zugeben,
W	400 ml	Wasser zugeben, eine
W		Prise Natursalz zugeben
H	80 g	geschroteten, eingeweichten Dinkel zugeben und 40–50 Minuten köcheln (Gemüse und Getreide müssen weich sein), dann
F		mit frisch gehacktem Thymian und
E	10 ml	Weizenkeimöl sowie
M		gemahlenem Koriander abschmecken und frischen
M		Schnittlauch drüberstreuen

Wirkungen: Qi tonisieren
Yin tonisieren
Xue (Blut) tonisieren
Yang tonisieren
Eliminiert Hitze und leitet Feuer und Toxine aus
Reguliert den Stuhlgang

Tipps: Am besten den Dinkel frisch schroten (grob mahlen) und über Nacht einweichen

Die Gemüse nach Saison wählen – Kürbisse, Süßkartoffeln, Pastinaken sind süßlich und tonisieren Qi, Xue (Blut) und Yin; im Herbst sind die Kohlarten und Rüben fein, tonisieren Qi, Xue (Blut) und regulieren die Verdauung

In jedem Fall sollten die Gemüse, das Getreide und die Bohnen sehr weich gegart werden

Hirsemüsli mit Früchten und Mandeln

F		Einen Topf mit 450 ml Wasser erhitzen
E	80 g	geröstete Hirsekörner zugeben
E	60 g	gehackte Mandeln zugeben sowie
E	40 g	Rosinen
E	30 g	gehackte Datteln
M		etwas Ceylon-Zimtpulver
M		etwas gehackten Ingwer
W		eine Prise Natursalz
H	120 g	gewürfelten Apfel und alles auf kleiner Flamme gar kochen

Wirkungen: *Qi tonisieren*
Yin tonisieren
Xue (Blut) tonisieren
Bewegt Xue (Blut)
Leitet Hitze und Feuchtigkeit aus
Reguliert den Stuhlgang

Tipps: *Die Hirse vorher unbedingt heiß abwaschen, um anhaftende Saponine abzuwaschen*
Die Hirse unbedingt sehr weich garen
Soll der Stuhlgang noch mehr reguliert werden, anstelle Datteln Feigen verwenden

13.2. Mittagessen, wenn nachmittags Training folgt

Das Mittagessen stellt die zweite wichtige Mahlzeit des Tages dar. Hier sollen einerseits die am Vormittag verbrauchten Energiereserven aufgefüllt werden, andererseits werden auch die Grundlagen für Trainingsbelastungen am Nachmittag oder am Abend gelegt. Dazu ist es eben wichtig, die Glycogenspeicher gut zu füllen und auch den Pool freier Aminosäuren gut zu versorgen.

Mittags übernimmt energetisch das Yin, sodass es sinnvoll ist, das Yang entsprechend zu stützen, dabei ist aber auch der Jahreszeit Rechnung zu tragen, denn gerade im Sommer wäre es fatal, das Yang zu stark zu betonen und damit das Shen in Unruhe zu versetzen. Es ist also immer von hoher Bedeutung, das Shen entsprechend zu unterstützen und zu kontrollieren. Eine Disbalance zur Wechselzeit von Yang zu Yin würde auch emotionale Unruhen nach sich ziehen, die für den Sportler hinderlich sein könnten.

Das Mittagessen stellt für viele eine spezielle Herausforderung dar, wenn eine wirklich gute, regelmäßige Verpflegung wie eine Betriebskantine fehlt. In Ermangelung von Zeit und Lust oder in Folge schlechter Voraussetzungen am Arbeitsplatz wird hier sehr häufig auf schnelle Fast-Food Varianten zurückgegriffen, die leider allzu oft sowohl energetisch als auch in Bezug auf die Nährstoffe völlig indiskutabel sind, mit der Folge, dass hier dem Sportler essentielle Versorgungseinheiten fehlen – ja schlimmer noch – häufig werden das Qi und das Yang von Milz und Magen nachhaltig geschwächt. Eine Folge wäre langfristig auch eine Schwächung des Yin sowie eine schlechte Versorgung mit Jing (Körpersäften)und damit eine extreme Herabsetzung der konstitutionellen Möglichkeiten.

Auch ist zu beachten, dass hektische und unkontrollierte Mittagsmahlzeiten das gesamte System schwächen – es sei also jedem Menschen und aktiven Sportlern ganz besonders anzuraten, hier für optimale Rahmenbedingungen zu sorgen, damit für die Belastungen alle erforderlichen energetischen Ressourcen zur Verfügung stehen.

Quinoa mit Yamswurzel und getrockneten Tomaten

F		Topf mit 800 ml Wasser erhitzen und darin
F	200 g	heiß abgespülte Quinoa mit
E		wenig Blütenhonig und
W		Natursalz weich köcheln
F		Eine Pfanne erhitzen und dann
E	20 ml	Olivenöl hineingeben
E	200 g	geschälte und gewürfelte Yamswurzel zugeben
M	20 g	gehackten Knoblauch
M		milden Curry
W	150 ml	Gemüsebrühe sowie
W	20 g	Gerstenmiso zugeben und abgedeckt schmoren
		bis die Wurzel weich sind, nun
H	100 g	gehackte, getrocknete Tomaten zugeben und
H	30 g	gehackte Petersilie und mit
F		etwas gehacktem Oregano und
E		etwas Honig abrunden

Die Quinoa als Ring auf einem Teller anrichten
und das Yamswurzel-Tomatenragout in die Mitte geben

Wirkungen:	Qi tonisieren
	Yang tonisieren
	Xue (Blut) tonisieren
	Stärkt die Mitte
	Leitet Hitze und Toxine aus
	Hilft Schleim zu lösen
	Yin tonisieren |////

Wirkungen: Qi tonisieren
            Yang tonisieren
            Xue (Blut) tonisieren
            Stärkt die Mitte
            Leitet Hitze und Toxine aus
            Hilft Schleim zu lösen
            Yin tonisieren

Tipps: Wem der intensive, leicht bittere Geschmack der Yams zu stark ist, kann mit Karotten geschmacklich abrunden

Die Quinoa vor dem Kochen unbedingt heiß abspülen, um die Saponine abzuwaschen, die starke Darmreizungen hervorrufen können – wer schon Darmreizungen hat, sollte hier das Rezept mit Hafer zubereiten

Getrocknete Tomaten in Öl sind meist etwas milder als die trockenen Varianten

Wer besonders sein Shen beruhigen möchte, vollendet das Gericht mit Passionsblumenblüten

Gratinierte Lachsschnitzel mit wildem Reis

E		Zwei Teller mit etwas Ghee betreichen, dann
M		frisch gemahlenen Pfeffer drauf geben, mit
W	je 140 g	dünn geschnittenen Lachschnitzeln auslegen, leicht mit Steinsalz salzen,
H		dann mit etwas Bio-Zitrone beträufeln,
F		etwas süßen Paprika aufstreuen und
E		wieder mit Ghee bestreichen, dann unter dem Salamander (Oberflächengrill) bzw. mit starker Oberhitze im Ofen 2–3 Minuten garen.
F		Einen Topf mit 500 ml Wasser aufkochen
E		etwas Bohnenkraut zugeben, dann
M	200 g	wilden Reis zugeben, aufkochen, 5 Minuten kochen, dann 60 Minuten quellen lassen und dann fertig garen und
W		leicht mit Natursalz abschmecken

Wirkungen: *Qi tonisieren*
Xue (Blut) tonisieren
Yin tonisieren
Transformiert Nässe und löst sie auf

Tipps: *Wilder Reis ist ein Wassergras und braucht die längere Quellzeit nach dem Aufkochen, bevor er fertig gegart wird, um optimal aufzuquellen*
Beim Lachs unbedingt Bio-Qualität verwenden – alternativ einheimischen Seesaibling verwenden

Gedämpftes Lachsfilet mit Fenchel

W	2	enthäutete Lachsfilets á 160 g mit Natursalz würzen und
H		mit etwas Zitrone beträufeln.
F		Einen Wok mit Wasser erhitzen,
		einen Bambuskorb darauf stellen und mit
F		Zitronenthymian auslegen, die Lachsfilets drauf setzen
		und abgedeckt 8 Minuten gar dämpfen
F		Eine Pfanne erhitzen
E		etwas Olivenöl hineingeben und 6 Scheiben Fenchel
		darin anbraten.
M		Mit gemahlenem Koriander sowie
W		etwas Steinsalz würzen,
W	60 ml	Gemüsebrühe zugeben und mit Biss weich dünsten

Wirkungen: *Qi tonisieren*
Xue (Blut) tonisieren
Yin tonisieren
Transformiert Nässe und löst sie auf
Bewegt und reguliert das Qi
Yang tonisieren

Tipps: *Fenchel wärmt und liefert reichlich zellschützendes Vitamin C.*
Die wärmende Wirkung kann durch Fenchelsamen verstärkt werden
Wenn die Zeit da ist, anstelle des Thymians einmal das Rezept mit
Dillblüten probieren – das stärkt die Verdauung und belebt die Mitte

Forellensüppchen mit Gemüse und Süßreis

F		Einen Topf erhitzen und 80 g fein gewürfelte Pastinake
E	10 ml	Olivenöl
E	80 g	fein gewürfelte Karotte
E	80 g	fein gewürfelten Fenchel sowie
M	80 g	fein geschnittenen Frühlingslauch hineingeben und die Gemüse anschwitzen. Dann mit
W	350 ml	Gemüsebrühe auffüllen, leicht salzen
H	80 g	geviertelte Kirschtomaten zugeben und kurz kochen, dann mit
H		Apfelessig und
F		fein gehacktem Bohnenkraut abschmecken. Zum Schluss
E	100 g	separat gekochten Süßreis zugeben
F		Eine Pfanne erhitzen
E	10 ml	Olivenöl zugeben sowie etwas
M		frischen Thymian und darin
W	160 g	Forellenfiletstreifen rasch anbraten und in der Suppe anrichten

Wirkungen: *Qi tonisieren*
Yang tonisieren
Yin tonisieren
Xue (Blut) tonisieren
Leitet Nässe aus
Leitet Hitze aus
Leitet Wind-Kälte aus
Bewegt und reguliert das Qi
Optimiert die Verdauung

Tipps: *Diese schnelle Suppe ist zu jeder Jahreszeit passend mit den Gemüsen zu variieren – wenn Feuer reduziert werden soll, ist Wirsing sehr passend, Pak Choy löst Schleim, Grünkohl wärmt und tonisiert Blut und Xue (Blut), der kühlende Broccoli tonisiert Xue (Blut), leitet Nässe aus und fördert die Diurese, Artischocken eliminieren die Hitze und leiten Toxine aus*

Saibling passt ebenso wie Waller oder Zander

Kräuternudeln mit Amarantbolognese

H	160 g	Dinkelspaghetti in
F	4 l	kochendem Wasser kochen,
		dann heiß abschrecken und mit
F	30 g	gehackter Petersilie und
E	10 ml	Olivenöl durchschwenken,
M		mit etwas frisch gemahlenem schwarzen Pfeffer und
W		etwas Natursalz abschmecken und anrichten
F		Eine Pfanne erhitzen und darin
E	20 ml	Olivenöl erwärmen, dann
E	je 80 g	fein gewürfelte Karotten und Pastinaken zugeben und kräftig mit anbraten,
M	20 g	gehackten Thymian zugeben, mit
W	500 ml	Gemüsebrühe angießen,
H	300 g	Tomatenwürfel zufügen und aufkochen. Nun
F	160 g	Amarant zufügen sowie
F		Paprika edelsüß, alles aufkochen und weich dünsten. Dann
E	20 g	Tahin zugeben sowie
M	20 g	gehackten Knoblauch,
M		gemahlenen Koriander sowie
W		etwas Natursalz.
		Die Bolognese über die Nudeln geben und mit
W	30 g	frisch geriebenem Parmesan vollenden

Wirkungen: Jing (Essenz) tonisieren
Qi tonisieren
Yin tonisieren
Xue (Blut) tonisieren
Stärkt die Mitte
Leitet Hitze und Feuchtigkeit aus
Hilft Schleim zu lösen
Reguliert und bewegt das Qi

Tipps: Die Kräuter für die Nudeln können variieren – wer mehr Wärme braucht, kann gut Dost verwenden, der auch das Lungen-Qi absenkt, besonders das Magen-Qi tonisiert sowie Leber-Qi Stagnationen auflösen kann

Eine weitere Variante wäre Brunnenkresse, die ebenfallls wärmt und besonders das Qi von Milz und Lunge tonisiert

Curry von Linsen, Erdäpfel, Gerste

F		Einen Topf erhitzen und darin
E	100 g	Gerste mit etwas
M		Bohnenkraut und
W	300 ml	Gemüsebrühe weich kochen

F		Eine Pfanne erhitzen und
E	20 ml	Olivenöl zugeben, dann
E	200 g	gewürfelte Erdäpfel zugeben
M	80 g	Lauch in feinen Röllchen
W	100 g	rote Linsen und
W	500 ml	Gemüsebrühe und alles weich dünsten, dann
H		etwas Apfelessig
F	20 g	gehackten Zitronenthymian
E	10 g	Akazienhonig und die
E		gekochte Gerste zugeben und mit
M		Curry und
W		Natursalz abschmecken

Wirkungen: Jing (Essenz) tonisieren
Qi tonisieren
Yin tonisieren
Xue (Blut) tonisieren
Stärkt die Mitte
Leitet Feuchtigkeit und Hitze aus
Hilft Schleim zu lösen
Leitet Wind-Kälte aus

Tipps: Gekeimte Gerste unterstützt die Kohlenhydratverdauung
Dieses Rezept lässt sich auch mit Belugalinsen (vorher 4 Stunden einweichen) zubereiten
Die Verdauung lässt sich bei Menschen, die Hülsenfrüchte ungewohnt sind, sehr gut mit Kardamom, Fenchelsamen, Dillsamen, Kreuzkümmel, Bohnenkraut, Ingwer oder Anis unterstützen

Zanderlaibchen mit Hirse

W	140 g	Zanderfilet (ohne Haut) sehr fein hacken und mit
H	100 g	frischem, geriebenem Vollkorntoast vermengen
F		mit etwas Kurkuma würzen
E	2 St.	Eier zugeben
E	80 g	fein geraspelten und weich gedünstetem Schlangenkürbis zugeben
E	10 ml	Olivenöl zugeben
M	20 g	fein gehackten Dill zugeben
W		mit Natursalz und
H		geriebener Bio-Zitronenschale abschmecken und
F		in einer erhitzen Pfanne von beiden Seiten goldgelb braten
F		Einen Topf erhitzen, und darin
E	100 g	heiß gewaschene Goldhirse mit
M		etwas fein gehacktem Ingwer und
W	500 ml	Gemüsebrühe weich kochen, dann
W		mit Natursalz
H		Apfelessig
F		edelsüßem Paprika
E	10 ml	Weizenkeimöl sowie
M	10 g	fein geschnittenem Basilikum vollenden.

Wirkungen: Qi tonisieren
Yin tonisieren
Xue (Blut) tonisieren
Leitet Nässe aus
Löst Schleim auf und transformiert ihn
Bewegt und reguliert das Qi

Tipps: Auch als Snack sehr gut geeignet – kalt und warm
Anstelle Kürbis kann man auch unreife Sommerkürbisse wie Zucchini verwenden – diese tonisieren das Qi und Xue (Blut), lösen Hitze auf und eliminieren Hitze, die auf Grund von Yin-Mangel erzeugt wird

Gefüllter Sellerie mit Ingwerkarotten und Buchweizen

H		Die Selleriefüllung bereiten aus 40 g getrockneten Tomaten in Öl,
F	30 g	Basilikum und
E	15 ml	Olivenöl – alles sehr fein pürieren.
E	8 Sch.	Sellerie mit weich dämpfen, dann 2 Stunden marinieren mit
M		rotem Curry, gemahlenem schwarzen Pfeffer,
W	30 ml	Tamari-Sojasauce,
H		geriebener BIO Zitronenschale, dann jeweils 2 Scheiben mit der Paste füllen und panieren mit
H		Dinkelmehl, dem etwas
F		Paprika edelsüß beigemengt wurde,
E	2	Eiern sowie
E	40 g	geriebenem altbackenen Semmeln – vermengt mit
E	20 g	geröstetem Sesam
F		Eine Pfanne erhitzen,
E	10 ml	Olivenöl hineingeben und die panierten Sellerie hellbraun braten.
F		Eine Pfanne erhitzen,
E	20 g	Ghee hineingeben, 160 g gestiftelte Karotten sowie
E		etwas Akazienhonig,
M	10 g	frischen, fein gehackten Ingwer,
		etwas Curry sowie ein wenig
W		Natursalz und das Gemüse weich dünsten und dabei glasieren
F		Einen Topf mit 450 ml Wasser aufkochen,
F	160 g	Buchweizen zugeben und weich dünsten, dann mit
E	15 ml	Weizenkeimöl, ein wenig
E		Akazienhonig,
M	40 g	Frühlingslauch in feinen Röllchen und
W		Natursalz vollenden

Wirkungen: Yin tonisieren
Qi tonisieren
Xue (Blut) tonisieren
Stärkt die Mitte
Leitet Feuchtigkeit und Hitze aus
Bewegt und reguliert das Qi

Tipps: Der Buchweizen bietet reichlich Mineralien – vor Allem Silizium – welche wichtig für den Strukturaufbau sind. Den leicht bitteren Geschmack mit Frühlingslauch und Honig etwas maskieren – es gingen da auch Dinkelmalz oder Gerstenmalz

Den Sellerie kann man auch mit einer anderen Paste füllen – Borretsch wäre gut für das Lungen – Yin und beruhigt den Geist (Shen), Hirtentäschl würde gerade für Frauen während der Menstruation hilfreich sein

Anstelle Karotte ginge auch im Herbst fein der Kürbis – insbesondere der Schlangenkürbis – muss aber sehr weich gegart werden und ist für feucht – kalte Konstitutionen ungünstig

Satéspießchen mit Erdnusssauce und Kamut

W		Eine Marinade herstellen aus 30 ml Tamari-Sojasauce
H		geriebener Bio-Zitronenschale
F	20 g	gehacktem Thymian
E	5 ml	Sesamöl sowie
M		etwas gehacktem Chili.
H	240 g	Hühnerbrust in Streifen schneiden und 2 Stunden marinieren, dann auf Holzspieße gefaltet aufspießen und rasch
F		in einer erhitzten Pfanne mit
E	10 ml	Olivenöl braten
H	160 g	Kamut waschen und in 500 ml Wasser einweichen für 8 Stunden,
F		dann abschütten und in frischem Wasser weich kochen
F		Eine Pfanne erhitzen und darin Chilipaste anrösten,
E	80 g	geschälte, frisch angeröstete Erdnüsse dann zusammen mit
E		etwas Akazienhonig,
E	200 ml	Kokosmilch,
M		gemahlenem Koriander, Cumin, Chili und Piment,
W	20 ml	Tamari-Sojasauce,
H	15 g	Zitronengras und
H	10 g	BIO Zitronenschale fein mixen und einmal
F		aufkochen

Wirkungen: Yin tonisieren
Qi tonisieren
Xue (Blut) tonisieren
Stärkt die Mitte
Leitet Hitze aus
Beruhigt Shen (Geist)
Befeuchtet die Verdauung

Tipps: Anstelle Huhn passt auch Ente, die kühl ist und mit dem salzigen und süßen Geschmack das Yin besonders tonisiert

Soll das Qi mehr betont werden, kann anstelle der alten Weizensorte Kamut auch Hafer genommen werden. Kamut zeichnet sich durch seinen nussartigen Geschmack aus und wirkt im Gegensatz zu modernen Weizensorten nicht so befeuchtend

Wer auf Erdnüsse allergisch reagiert, nimmt Cashewnüsse, wenn der Geist (Shen) besonders beruhigt und das Yin tonisiert werden soll; oder Haselnüsse, wenn das Qi und das Blut (Xue) besonders tonisiert werden sollen (aber nur wenig, da sonst die Leber beeinträchtigt wird)

Zanderfilet auf Kräuterpüree

F		Eine Pfanne erhitzen und
E	5 ml	Olivenöl sowie
E	5 g	Butter zugeben. Wenn die Butter aufschäumt
E	2	Zanderfilets á 120 g auf der Haut kross anbraten, dann wenden, vom Feuer ziehen und mit
M		gemahlenem Koriander und etwas
W		Natursalz würzen, dabei die Filets immer wieder übergießen und glasig ziehen lassen
F		Den Ofen auf 160 Grad Umluft vorheizen und darin
E	4	Erdäpfel á 60 g weich backen. Diese dann schälen, stampfen und das Püree mit
E	20 ml	Sonnenblumenöl
E	80 ml	Reisdrinkdrink
M		gemahlener Muskatblüte (Macis),
M	20 g	gehacktem Oregano und etwas
W		Natursalz vollenden.

Wirkungen: Yin tonisieren

Qi tonisieren

Xue (Blut) tonisieren

Stärkt die Mitte

Leitet Feuchtigkeit und Hitze aus

Leitet Schleim aus der Lunge aus

Senkt das Lungen-Qi

Tipps: Anstelle Zander passt auch prima Saibling oder Forelle (besonders, bei Konstitutionen mit Trockenheit – beides gute Lieferanten für Omega 3 Fettsäuren und Vitamin D

Anstelle Reisdrink geht auch Haferdrink oder Dinkeldrink oder aber Schafmilch, welche wärmend wirkt

Die Konsistenz des Pürees nach Gusto gestalten – etwas weicher spart man sich unnötige fette Saucen

Frischer Kerbel belebt das Püree und regt den Stoffwechsel an

Bohnen-Dinkel-Chili

W		in kaltem wasser
H	100 g	gewaschenen Dinkel 8 Stunden einweichen, dann abschütten und in frischem Wasser
F		weich kochen
W		In kaltem Wasser 100 g gewaschene weiße Bohnen 8 Stunden einweichen, dann abschütten und in frischem Wasser mit
W		Kombualge (Blähungswidrig) nicht ganz weich kochen, dann
H	160 g	geviertelte Kirschtomaten zugeben,
F		edelsüßen Paprika zugeben,
E	200 g	gewürfelte Steckrüben zugeben sowie
E	120 g	geschnittenen Stangensellerie,
M	20 g	gehackten Ingwer,
M		frisch gemörserten Kardamom, gemahlenen Koriander und Cumin, Chili sowie
W		Natursalz und
H		etwas Apfelessig und fertig schmoren bis Bohnen und Gemüse weich sind, dann noch den Dinkel zugeben

Wirkungen: Yin tonisieren

Qi tonisieren

Xue (Blut) tonisieren

Leitet Leber Hitze und Hitze aus

Tipps: Anstelle Dinkel kann man Grünkern (in der Milchreife geernteter und über Buchenholz getrockneter Dinkel) geben, wenn besonders Nässe ausgeleitet werden soll

Wenn das Ausleiten von Nässe wichtig ist, anstelle weißer Bohnen Azukibohnen verwenden

Hülsenfrüchte längere Zeit ohne Salz und Säure kochen, damit sie weich werden

Blähungswidrige Kräuter wären noch Thymian, Bohnenkraut, Ysop, Chili, Cumin, Kümmel, Anis, Fenchel, Dillsamen

Bulgur mit Grünkohl und gebratener Forelle

F		Eine Pfanne erhitzen, darin
E	10 ml	Olivenöl erhitzen, darin
E	300 g	gehackten Grünkohl anschwitzen
M		etwas Cumin zugeben sowie
W		Natursalz, mit
W	500 ml	Gemüsebrühe auffüllen, aufkochen, 5 Minuten köcheln und dann
H	160 g	Bulgur einstreuen, aufstoßen lassen und dann abgedeckt 20 Minuten ausquellen.
F		Eine Pfanne erhitzen
E	5 ml	Olivenöl sowie
E	10 g	Butter zugeben, aufschäumen und
M	10 g	frischen Thymian zugeben, darin
W	4	Forellenfilets braten und mit Natursalz würzen

Wirkungen: *Yin tonisieren*
Xue (Blut) tonisieren
Yang tonisieren
Eliminiert Hitze, die durch Yin-Mangel verursacht wurde
Qi tonisieren
Löst Nässe auf

Tipps: Anstelle Forelle kann man auch Saibling, Wels oder Zander [Qi tonisieren, Xue-(Blut) tonisieren] verwenden
Wer keinen Grünkohl bekommt – was schade wäre, denn er ist auch sehr reich an Vitamin C und Mineralien –, kann Wirsing verwenden
Bulgur wird aus Weizen hergestellt – das Getreide wird vorgedämpft, getrocknet und dann grob gemahlen

Kichererbsen mit Tomaten

W	300 g	Kichererbsen in 2 l kaltem Wasser über Nacht einweichen, dann weich kochen (das Wasser 4–6 mal wechseln in dieser Zeit, nach dem Aufkochen auch das Wasser abschütten und noch einmal mit frischem Wasser aufkochen
F		Eine Pfanne erhitzen und
E	20 ml	Sonnenblumenöl zugeben, darin dann
M	60 g	feine Zwiebelwürfel goldgelb anschwitzen, die
W		sehr weich gekochten Kichererbsen,
W		Natursalz
H	400 g	geviertelte Kirschtomaten,
F		etwas süßen Paprika zugeben und 10 Minuten köcheln, dann mit
E		frisch gehacktem Estragon abschmecken.

Wirkungen: Qi tonisieren
Xue (Blut) tonisieren
Jing (Essenz) tonisieren
Yin tonisieren
Beruhigt Shen (Geist)
Eliminiert Hitze und kühlt Xue (Blut)

Tipps: Hülsenfrüchte zu Beginn ohne Salz und Säure kochen, entblähende Gewürze zugeben wie Chili, Ingwer, Bohnenkraut, Kümmel, Cumin, Fenchelsamen, Dillsamen

Wer Xue (Blut) und Qi mehr tonisieren möchte, gibt noch angebratene Hühnerbruststreifen zum Gericht

Lammhüfte mit Dinkellaibchen und Paprikasauce

F		Eine Pfanne erhitzen und darin 300 g Lammhüfte auf dem Fett anbraten, dann
E		etwas Sesamöl zugeben und mit
M		frisch gemahlenem Pfeffer und
W		Natursalz würzen und bei 80 Grad im Ofen rosa braten
H	80 g	Dinkelflocken mit
H	20 g	Magertopfen
F		etwas Kurkuma
E	20 g	gehackten Kürbiskernen
E	1	Ei
E	60 g	geraspelter Zucchini,
M		gemahlenem Koriander
M		gehacktem Thymian und
W		Natursalz vermengen, 20 Minuten ruhen lassen, dann
H	20 g	gehackte Petersilie zugeben und
F		in einer erhitzen Pfanne mit
E		etwas Olivenöl Laibchen braten
F		In einen erhitzten Topf
E	10 ml	Olivenöl geben und darin
E	100 g	rote Paprikawürfel anschwitzen, dann
M	10 g	gehackten Thymian zugeben
W	80 ml	Gemüsefond zugeben und weich dünsten, dann pürieren, durch ein Sieb streichen und mit
W		Natursalz abschmecken

Wirkungen: Yang tonisieren
Qi tonisieren
Xue (Blut) tonisieren
Yin tonisieren
Eliminiert Hitze und reduziert Feuer
Löst Schleim auf und transformiert ihn

Tipps: Je länger die Dinkelflocken quellen können, um so besser
Natürlich kann auch Lammrücken verwendet werden
Um noch mehr Wärme zu bekommen kann auch eine geschmorte Lammschulter zum Zug kommen

Seesaibling mit Ofenreis

F		Eine Pfanne erhitzen und
E	5 ml	Olivenöl und
E	5 g	Ghee zugeben sowie
M	10 g	Thymian und darin
W	240 g	Saiblingsfilet braten und mit
W		Natursalz würzen
F		Einen Topf erhitzen und
E	5 ml	Rapsöl zugeben, dann
E	100 g	gewürfelte Karotten
E	100 g	gewürfelten Fenchel sowie
M	100 g	Langkornreis
M	10 g	Liebstöckel sowie
W	400 ml	Gemüsebrühe aufkochen und mit Deckel im Ofen bei 160 Grad ca. 40 Minuten weich dünsten, dann mit
H	20 g	gehackter Petersilie vollenden

Wirkungen: Qi tonisieren
Xue (Blut) tonisieren
Yang tonisieren
Kühlt Hitze
Bewegt und reguliert das Qi
Transformiert und löst Nässe auf
Löst Schleim auf

Tipps: Diese Abwandlung des Pilawreises lässt dem Sportler Spielraum für sonstige regenerative Maßnahmen – dem Reis kann im Ofen nichts passieren
Den Reis nach dem Garen noch kurz nachquellen lassen und dann mit 2 Gabeln auflockern
Anstelle Saibling geht auch Forelle

Lasagne von Tempeh und Forelle

E	6 Sch.	Tempeh ca. 1 Std.marinieren mit
M		etwas gehacktem Chili,
W	40 ml	Tamari-Sojasauce,
H		etwas Apfelessig sowie
F		gehacktem Thymian
W	200 g	dünn geschnittenes Forellenfilet ohne Haut würzen mit
H		geriebener BIO Zitronenschale,
F		gemahlenem Bockshornklee,
E		ein wenig Olivenöl,
M		gemahlenem Koriander und
W		etwas Natursalz

Den Tempeh und die Forelle in eine Auflaufform schichten und im vorgeheizten Ofen bei 180 Grad 10 Minuten backen und mit gekochtem Vollkornreis mit Schnittlauch genießen.

Wirkungen: Yin tonisieren

Qi tonisieren

Xue (Blut) tonisieren

Yang tonisieren

Leitet Nässe und Hitze aus

Bewegt und reguliert das Qi

Tipps: Forelle liefert wertvolle Proteine, Omega 3 Fettsäuren für viele wichtige Funktionen wie Sauerstofftransport, Hormonaufbau, Hemmung von entzündlichen Prozessen, Aufbau der Zellmembran, Vitamin D für den Knochenstoffwechsel

Genauso kann man für dieses Rezept Saibling, Waller, Zander verwenden

Forelle wärmt und tonisiert das Qi und das Yang- allerdings enthält die Haut viele Purine, welche bei Gicht und Urikämie zu meiden sind.

13.3. Abendessen nach dem Training

Ein anstrengendes oder sogar erschöpfendes Training wird nur dann sinnvoll, wenn die Regeneration und damit der eigentliche Trainingseffekt beachtet werden. Dazu ist es wichtig, ausreichend erholsamen Schlaf zu bekommen und natürlich ein angepasstes Abendessen. Den Schlaf fördert man, indem zu intensives Grübeln über mögliche Sorgen unterbunden werden – dies entspräche den sogenannten geistigen Zucker und schwächt die Milz. Stressoren wie Lärm, TV oder sonstige Störfaktoren sind auch nicht schlaffördernd und sollten ausgeschlossen werden. Auch Shen (Geist) sollte zur Ruhe kommen, was mit Kräutern wie Melisse, Passionsblume, Lavendel oder Hopfen gut unterstützt werden kann.

Das Abendessen soll insbesondere das Qi, Jing (Säfte) und Yin (Substanz) aufbauen, aber auch das Yang benötigt am Abend Unterstützung.

Es sind also ausgewogene Mahlzeiten wichtig, die aber den Schlaf und die Verdauung nicht belasten sollten. Auch nicht zu spät, das heißt, mindestens 3 Stunden vor der Bettruhe, sollte gespeist werden – und die Bettruhe sollte doch gegen 22.00 Uhr beginnen, damit eben alle regenerativen Abläufe unterstützt werden.

Sportler neigen nicht selten dazu, gerade am Abend Dinge zu essen, die schnell verfügbar sind und achten nicht so sehr auf die energetische Wirkung der Mahlzeit. Das führt häufig zu dauerhaften Disbalancen im Verdauungsbereich, das heißt, der mittlere Erwärmer wird eher geschwächt als gestärkt. Und ob die sehr praktischen und beliebten Shakes aus dem Bereich der Nahrungsergänzungen im Gegensatz zu einer guten Abendmahlzeit sehr sinnvoll sind, darf durchaus in Frage gestellt werden.

Pochierter Lungenbraten
mit Gewürzsud und Erdäpfelwürfeln

E		Einen Topf mit 10 ml Olivenöl erwärmen, darin
M	100 g	Zwiebelscheiben anschwitzen, bis sie goldgelb sind, dann mit
W	300 ml	Gemüsebrühe aufgießen, aufkochen
H		sehr wenig hellen Balsamico zugeben
F		frisch gehackten Thymian zugeben und in diesem Sud
E	200 g	klein gewürfelte Kartoffeln in einem Sieb gar ziehen lassen, diese dann aus dem Sud nehmen
E		und im Sud 2 Filetsteaks á 180 g auf kleiner Flamme rosa pochieren.
M		Dann mit frisch gemahlenem Pfeffer und
W		Natursalz würzen

Wirkungen: Qi tonisieren

Xue (Blut) tonisieren

Yin tonisieren

Eliminiert Hitze und reduziert das Feuer

Löst und transformiert Schleim

Tipps: Die wärmende Wirkung durch Schnittlauch erhöhen, der außerdem reichlich Vitamin C liefert

Alternativ zum Lungenbraten Rinderhüfte, Lammhüfte oder Wild verwenden – Wild und Lamm sind stark Yang-tonisierend.

Hirsenudeln mit gebratenem Gemüse und Wachtelei

F		Einen Topf mit Wasser aufkochen und darin
E	200 g	Hirsenudeln kochen
F		Eine Pfanne erhitzen und
E	20 ml	Olivenöl zugeben, darin rasch
M	80 g	fein gewürfelte Zwiebel hellbraun dünsten, dann
M	80 g	Frühlingslauchröllchen zugeben
W	160 g	gekochte, gelbe Linsen
H	10 St.	geviertelte Kirschtomaten
F		etwas gehacktes Bohnenkraut
E	je 80 g	gewürfelte Karotten, Kohlrabi, Kaiserschoten und rote Paprika sowie
M	20 g	fein gewürfelten Ingwer und etwas Chili, dann
W	40 ml	Tamari Sojasauce zugeben und abgedeckt alles weich schmoren lassen, dann kräftig abschmecken
F		Eine Pfanne erhitzen, dann
E	10 g	Ghee zugeben, darin
M	12	Wachteleier braten und mit ein wenig
M		Pfeffermühle und etwas
W		Natursalz würzen

Die geschmorten Gemüse auf den Nudeln anrichten und die Wachtelspiegeleier außen herum anrichten – nach Bedarf noch mit entsprechenden Kräutern oder Blüten garnieren.

Wirkungen: Qi tonisieren
Löst Nässe auf
Xue (Blut) tonisieren
Yin tonisieren
Reguliert das Qi
Eliminiert Hitze
Yang tonisieren

Tipps: Ist mehr Wärme wichtig, kann mit Dill oder Thymian noch gewürzt werden

Um Milz und Magen zu tonisieren, passen gut Kardamom oder Koriander

Sollen Qi-Stagnationen gelöst oder aufsteigendem Leber-Yang entgegengewirkt werden, würden sich Löwenzahnblätter oder Chrysanthemenblüten anbieten

Rindfleisch, mit Niedertemperatur gebraten, Süßkartoffelpüree und gebratener Fenchel

E	400 g	Rinderhüfte mit einer Marinade aus
E	20 g	Honig
M	10 g	Chilipaste
M	20 g	gehacktem Knoblauch sowie
M		frisch gemahlenem Pfeffer und
W	100 ml	Tamari-Sojasauce gut einmassieren und im Ofen bei 80 Grad Ober- und Unterhitze langsam garen, dabei immer wieder wenden und mit der Marinade einstreichen – sollte diese zu sehr verdunsten, etwas Sojasauce nachgeben

F		Den Ofen auf 160 Grad Umluft vorheizen und darin
E	2	Süßkartoffeln ca. 60 Minuten backen, bis sie weich sind, diese dann schälen, stampfen und mit
M		gemahlener Nelke, gemahlenem langen Pfeffer sowie etwas
W		Natursalz abschmecken

F		Eine Pfanne erhitzen,
E	10 ml	Olivenöl zugeben und darin dann
E	4	hochkant geschnittene Scheiben Fenchel anbraten, Safran zugeben, mit
M		gemahlenem Koriander sowie
W		Natursalz und ein wenig
W		Gemüsebrühe mit Biss hellbraun garen

Wirkungen: *Qi tonisieren*
Yin tonisieren
Xue (Blut) tonisieren
Stärkt die Mitte
Leitet Feuchtigkeit aus
Hilft Schleim zu lösen
Leitet Wind-Kälte aus

Tipps: *Dieses Rezept lässt sich auch mit Lamm, Ziege, Wild oder Huhn zubereiten, wobei Lamm und Ziege heiß sind, ebenso Hirsch.*

Reh und Huhn würden wärmend wirken

Um die Verdauung zu stärken, kann man dem Fenchel seinen eigenen Samen beigeben

Tomatengnocchi mit Spargel und Kräutersauce

E	300 g	grünen Spargel schälen und mit
E	10 ml	Olivenöl anschwitzen, dann
E	10 g	Akazienhonig
M		gemahlenen Koriander sowie
W	200 ml	Gemüsebrühe zugeben und weich dünsten
F		Einen Topf mit 2 l leicht gesalzenem Wasser erhitzen und darin
E	200 g	mehlige Erdäpfel weich kochen, diese dann schälen, durch eine Erdäpfelpresse drücken und mit
E	2	Eidottern
M		etwas frisch gehacktem Thymian
W		Natursalz
H	20 g	Tomatenmark
H	50 g	Dinkelmehl und
H	30 g	Dinkelgrieß verkneten, Rollen mit 2 cm Durchmesser formen und mit einer Teigkarte kleine Gnocchi abstechen. Diese dann
F		in einem Topf mit kochendem Wasser aufkochen und mit
E	10 g	Butter durchschwenken
F		Einen Topf erhitzen
E	10 ml	Olivenöl zugeben und darin
M	20 g	Zwiebelwürfel anschwitzen, dann mit
W	100 ml	Gemüsebrühe auffüllen, um die Hälfte einkochen, mit
H	30 g	frischer Petersilie fein aufmixen und mit
F	10 g	gehacktem Thymian sowie
E	30 ml	geschlagenem Obers
M		etwas gemahlenem Kardamom sowie
W		etwas Natursalz vollenden

Wirkungen: Yin tonisieren
Qi tonisieren
Xue (Blut) tonisieren
Eliminiert Hitze, die durch Yin-Mangel verursacht wurde
Kühlt Xue (Blut)
Leitet Nässe aus und fördert die Diurese
Yang tonisieren

Tipps: Den Teig rasch bearbeiten, damit er kein Wasser zieht
Das Formen der Gnocchi ganz nach eigenem Belieben gestalten – es gibt hier viele Möglichkeiten
Wenn das Yang noch mehr tonisiert werden soll, auch noch Basilikum zur Sauce geben

Tafelspitz mit Kräuterschaum und Erdäpfelschmarrn

F		Einen Topf mit 4 l Wasser erhitzen, dann
E	2 kg	Tafelspitz zugeben, aufkochen, abschäumen und leicht siedend das Fleisch garen
E		40 Minuten vor dem Ende der Garzeit 2 Karotten, ein Stück Sellerieknolle, 2 Pastinaken, 2 Petersilienwurzeln,
M		ein Stück Lauch, ½ Zwiebel, 2 Nelken, ein Stück Lorbeer, 2 Pimentkörner
W		etwas Natursalz
H		eine halbe Tomate
F	2	Wacholderbeeren zugeben und fertig garen.

F		Einen Topf mit 2 l Wasser aufkochen und darin
E	200 g	mehlige kochende Erdäpfel in der Schale weich kochen, diese dann abschütten, ausdampfen lassen, schälen, durch eine Erdäpfelpresse drücken und mit
E	4	Eidotter
M		gemahlenem Koriander, etwas Muskatblüte
W		Natursalz
H	60 g	Magertopfen und
F		gehacktem Oregano verrühren und dann
E	3	geschlagene Eiklar unterheben und in
E		wenig erhitztem Ghee in einer Pfanne kleine Laibchen braten

F		In einer Pfanne etwas
E		Ghee erhitzen und darin
M	30 g	fein gewürfelte Zwiebeln anschwitzen, mit
W	100 ml	der Tafelspitzbrühe aufgießen, aufkochen und
H	5 ml	guten Weißweinessig zugeben und mit
H	10 g	Petersilie
F	5 g	frischem Thymian
E	20 g	frischem Spinat
E	30 ml	Obers
M	5 g	frischem Liebstöckl sehr fein mixen und mit
M		gemahlenem Koriander und
W		Steinsalz abschmecken

Wirkungen: *Qi tonisieren*
Xue (Blut) tonisieren
Yin tonisieren
Eliminiert Hitze und Feuer
Leitet Feuchtigkeit aus

Tipps: Wer den Tafelspitz vorkocht, sollte diesen dann, feucht abgedeckt, kühl lagern und mit wenig Brühe langsam wieder erwärmen

Für den Erdäpfelschmarrn nur sehr wenig Ghee nehmen, damit sich die Laibchen nicht vollsaugen, und dann in der Pfanne anhängen

Um Xue (Blut) noch stärker zu tonisieren, in die Erdäpfelmasse Pinienkerne geben

Karotten-Ingwersuppe mit Huhn

F		Einen Topf erhitzen und
E	10 ml	Olivenöl erhitzen und darin
E	200 g	gewürfelte Karotten
E	80 g	gewürfelte Erdäpfel und
M	20 g	gehackten Ingwer anschwitzen. Dann mit
W	400 ml	Gemüsebrühe aufgießen und das Gemüse weich dünsten.
H		Nun etwas Birnenessig zugeben
F		ein wenig fein geriebene Bio-Orangenschale zugeben
E	80 ml	Kokosmilch zugeben sowie ein wenig
M		Curry, aufkochen, sehr fein mixen und mit
M		fein geschnittenem Schnittlauch vollenden
H	2 St.	Hühnerbrüste ohne Haut und Knochen mit
F		edelsüßem Paprika
E		frisch gehacktem Estragon
M		frisch gemahlenem Koriander und etwas
W		Natursalz würzen und
W		über der Suppe im Bambuskorb ca. 14 Minuten dämpfen, dann fein aufgeschnitten in der Suppe servieren

Wirkungen: *Qi tonisieren*
Yang tonisieren
Yin tonisieren
Xue (Blut) tonisieren
Leitet Nässe aus
Leitet Hitze aus
Wärmt und fördert die Verdauung

Tipps: Die Qualität der Suppe hängt sehr von den Karotten ab – nur beste, süße BIO Karotten verwenden

Den Ingwer nicht zu hoch dosieren, um keine Schweißbildung zu provozieren – die verdauungsfördernde und wärmende Qualität ist hier gewünscht

Dies ist eine relativ schnelle Suppe – wer Zeit hat kann noch mehr Qi tonisieren, wenn er ein Suppenhuhn langsam kocht, mit der Hühnerbrühe die Karottensuppe bereitet und die ausgelöste Hühnerbrust als Einlage verwendet

Huhn aus dem Aromadampf mit Kräuterrisotto

H	2	Hühnerbrüste mit
H		geriebener Bio-Zitronenschale im
F		heißen Bambuskorb (Bambuskorb über Wok mit Wasser) auf
F		Zitronenthymian und
E		Selleriekraut und gewürzt mit
M		Zitronenpfeffer und
W		Natursalz ca. 14 Minuten saftig dämpfen
F		Einen Topf erhitzen und darin
E	10 ml	Olivenöl erwärmen, darin dann
M	30 g	fein gewürfelte Zwiebel anschwitzen,
M	100 g	Risottovollkornreis mit anschwitzen und nach und nach mit
W	450 ml	heißer Gemüsebrühe weich dünsten. Dann
H	20 g	gehackte Petersilie
F	15 g	gehackten Thymian sowie
E	30 g	geschälte Erdnüsse zugeben, aufkochen
M	20 g	gehackten Basilikum unterheben und mit
W		Natursalz
W		Tamari-Sojasauce sowie
W	30 g	frisch geriebenem Parmesan vollenden

Wirkungen: *Qi tonisieren*
Xue (Blut) tonisieren
Stärkt die Mitte
Leitet Feuchtigkeit und Hitze aus
Bewegt und reguliert das Qi

Tipps: *Natürlich kann das Huhn auch im Dampfgarer zubereitet werden*
Anstelle Reis kann auch Hirse verwendet werden – diese unterstützt insbesondere den Aufbau von Bindegewebe, Sehnen und Bändern und stärkt auch die Mitte
Bei Feuchtigkeit in der Lunge empfiehlt es sich, im Reis reichlich Brennnessel zu verwenden, sie löst auch Leber-Qi Stagnationen

Erdäpfel-Brennnesselsuppe mit pochiertem Ei

F		Einen Topf erhitzen
E	10 ml	Olivenöl zugeben und darin
E	200 g	mehlige, gewürfelte Erdäpfel zusammen mit
M	80 g	fein geschnittenem Frühlingslauch anschwitzen, mit
W	400 ml	Gemüsebrühe aufgießen und weich dünsten. Dann
H		hellen Balsamicoessig zugeben und die Suppe mit
F	60 g	jungen Brennnesselblättern fein mixen, danach die Suppe mit
E	5 ml	Leinöl sowie
M		etwas Macis und
W		etwas Natursalz vollenden
W	1 l	Wasser in einen Topf geben
H		etwas hellen Balsamico zugeben
F		aufkochen und darin
E	2	Eier ca. 5 Minuten wachsweich pochieren

Wirkungen: Qi tonisieren
Yang tonisieren
Yin tonisieren
Xue (Blut) tonisieren
Bewegt Xue (Blut)
Leitet Nässe und Hitze aus
Bewegt und reguliert das Qi
Leitet Wind-Kälte aus

Tipps: Soll etwas Wärme zukommen, Ingwer zugeben
Soll die Suppe wärmend wirken, das Blut tonisieren, Schleim-Kälte im Kopfbereich ausleiten, toxische Hitze klären und das Milz- und Lungen-Qi tonisieren, dann anstelle Brennnessel frische Brunnenkresse verwenden

Melanzane gefüllt mit Mozzarella auf Reisnudeln

F		Eine Pfanne erhitzen, dann
E	10 ml	Olivenöl zugeben und darin
E	12	Scheiben (0,5 cm) Melanzane (diese vorher salzen, 30 Minuten stehen lassen und dann ausdrücken) anbraten und würzen mit
M		frisch gemahlenem Pfeffer,
W		und etwas Natursalz und dann etwas abkühlen
F	200 g	Büffelmozarella fein würfeln und mit
E	2 St.	Eidotter vermengen, mit
M		frisch gemahlenem schwarzen Pfeffer sowie etwas
W		Natursalz würzen und
H	20 g	gehackte Petersilie zugeben und je 2 Melanzanescheiben füllen. Diese Burger dann in
F		Buchweizenmehl,
E	2	zerschlagenen Eiern mit etwas frisch gemörsertem Kardamom,
W		und etwas Natursalz sowie
H	40 g	frisch geriebenem Dinkel-Vollkorntoast panieren und in einer
F		erhitzen Pfanne mit
E	10 ml	Olivenöl goldgelb braten
M	100 g	Reisnudeln mit kochendem Wasser überbrühen und mit
W		Natursalz und
H	30 g	gehackter Petersilie würzen

Wirkungen: *Qi tonisieren*
Yin tonisieren
Xue (Blut) tonisieren
Bewegt Xue (Blut)
Kühlt Hitze und Xue (Blut)
Stillt Blutungen
Löst Schleim auf

Tipps: *Käse spielt in der TCM und im Ayurveda kaum eine Rolle – unter anderem, weil propagiert wird, dass die dort angesiedelten Bakterien eher schädlich sind – Mozzarella macht da eine Ausnahme*

Wer breite Reisnudeln nimmt, diese bitte korrekt nach Anleitung kochen – sie sehen toll aus, schmecken fein und stärken die Mitte

Gedämpfte Erdäpfel mit Avocadocreme

W	2 l	Wasser in einen Topf geben und
F		erhitzen, darauf
E	400 g	mehlige Erdäpfel abgedeckt weich dämpfen, 10 Minuten vor dem Ende
F	1 Zweig	Rosmarin zugeben
E	100 g	Avocadofleisch fein pürieren,
M	10 g	gehackten Basilikum sowie
M		frisch geriebenen Koriander zugeben, sowie
W		Natursalz oder Kelp,
H	80 g	Tomatenwürfel,
H	80 g	Naturjoghurt,
F		etwas edelsüßer Paprika,
F	10 g	gehackten Oregano

Wirkungen: *Qi tonisieren*
Yin tonisieren
Xue (Blut) tonisieren
Befeuchtet den Darm
Bewegt und reguliert das Qi
Jing (Essenz) tonisieren
Eliminiert Leere Hitze
Eliminiert Hitze und reduziert Feuer

Tipps: *Wer mehr Wärme in diesem Rezept haben möchte, kann die Erdäpfel auch im Ofen backen*
Als Variante können auch gebackene Süßkartoffeln verwendet werden – diese tonisieren das Qi und das Yin
Avocados müssen reif sein – daher am besten bei Zimmertemperatur auf den optimalen Reifungsgrad bringen
Kelp wird aus der Asche von Seetang hergestellt und ist sehr mineralreich – insbesondere reich an Magnesium, Jod und Kalium

Omelette mit Karotten-Fenchelgemüse

F		Einen Topf erhitzen
E	10 ml	Olivenöl zugeben, ebenso
E	200 g	gewürfelte Karotten und
E	200 g	gewürfelten Fenchel sowie
E	10 g	Akazienhonig und
M		etwas Curry und mit
W	30 ml	Tamari Sojasauce und
W	100 ml	Gemüsebrühe weich dünsten, dann mit
H		etwas Apfelessig und
F		fein gehacktem Thymian vollenden
F		Eine Pfanne erhitzen, dann
E	10 g	Ghee zugeben und dann darin
E	4	vorher verquirlte Eier nacheinander zu 2 Omeletten backen, diese mit dem Gemüse füllen und mit
M		fein geschnittenem Schnittlauch bestreuen

Wirkungen: *Qi tonisieren*
Yin tonisieren
Xue (Blut) tonisieren
Yang tonisieren
Bewegt Xue (Blut)
Kühlt Leere Hitze
Bewegt und reguliert das Qi
Leitet Feuchtigkeit aus

Tipps: *Ein Omelette ist etwas elegantes – eine einfache Eierspeise geht natürlich auch*
Eine Variante zu Fenchel ist Staudensellerie – dieser eliminiert vorrangig Hitze und Feuer, kühlt Xue (Blut), bewegt und tonisiert das Qi
Immer das Kraut von Fenchel oder Staudensellerie mit verwenden

Reisfleisch

F		Einen Topf erhitzen und
E	10 ml	Olivenöl zugeben, darin
M	40 g	fein geschnittenen Frühlingslauch anschwitzen, dann
W	100 g	frische Erbsen zugeben
H		etwas Bio Zitronenschale,
F	100 g	gewürfelte Pastinake
F		edelsüßen Paprika
E	100 g	gewürfelte Süßkartoffel sowie
M	100 g	Vollkorn-Rundkornreis zugeben und mit
W	450 ml	Gemüsebrühe angießen und 40 Minuten köcheln. Dann
H	200 g	Hühnerbrustwürfel zugeben sowie in einem Teebeutel
F	4	Wacholderbeeren und 1 Rosmarinzweig und fertig garen

Wirkungen: *Qi tonisieren*
Xue (Blut) tonisieren
Yang tonisieren
Yin tonisieren
Bewegt und reguliert das Qi
Transformiert und löst Nässe auf
Leitet Wind-Kälte aus

Tipps: *Man kann dieses Gericht auch im Baukastensystem zubereiten – also Erbsen und Reis separat vorgaren und am Abend mit Gemüse, Huhn und Gewürzen fertig garen – allerdings nicht unbedingt im Sinne der TCM*
Anstelle Huhn gehen auch Rind oder Lamm –
dann steht das Yang-tonisieren im Vordergrund

Mariniertes Huhn mit Pilzen und Dinkel

W		In eine Marinade aus 100 ml Gemüsebrühe
H		etwas hellen Balsamico-Essig
F		eine Prise Paprika
E		etwas Honig und
E		etwas Apfelsaft
M		fein gehackten Ingwer
W	20 ml	Tamari-Sojasauce
H	400 g	Bio-Hühnerbrust in feine Scheiben geschnitten einlegen und 20 Minuten ziehen lassen.
F		Eine Pfanne erhitzen
E		etwas Sesamöl zugeben und das abgetropfte Hühnerfleisch rasch von allen Seiten anbraten, dann das Fleisch aus der Pfanne nehmen
E	160 g	feinblättrig geschnittene Champignons in der Pfanne braten, dann das Fleisch wieder dazu geben und mit
E		etwas Marinade abschmecken
M	20 g	frisch geschnittenen Schnittlauch zugeben
W		nach Bedarf etwas Natursalz zugeben und
H	160 g	sehr weich gekochten Dinkel zugeben

Wirkungen: Qi tonisieren
Xue (Blut) tonisieren
Yin tonisieren
Leitet Nässe aus und transformiert sie
Eliminiert Hitze und leitet Toxine aus

Tipps: Soll mehr das Yang tonisiert werden, Quinoa oder Süssreis anstelle Dinkel verwenden
Soll Shen (Geist) beruhigt werden, Hafer verwenden
Bei einer Leber-Qi-Stagnation anstelle Dinkel Roggen verwenden, der das Qi bewegt und reguliert

Gerstenlaibchen mit Pfannengemüse

E	100 g	Gerstenflocken mit
E	40 g	gehackten Mandeln,
E	2 St.	Eier,
E	60 g	geraspelter Karotte,
M		wenig gemahlenem Kubebenpfeffer und
W		Natursalz vermengen, 20 Minuten ruhen lassen, dann
H	20 g	gehackte Petersilie zugeben und
F		in einer erhitzen Pfanne mit
E		etwas Sonnenblumenöl Laibchen braten
F		Eine Pfanne erhitzen
E	10 ml	Sonnenblumenöl zugeben und darin
E	80 g	Karottenstreifen
E	80 g	Steckrübenstreifen
E	80 g	Zucchinistreifen
E	80 g	Schwarzwurzelstreifen rasch anschwitzen, weich dünsten und mit
M		gemahlenem Koriander
W		Tamari-Sojasauce
H		etwas Apfelessig und
F		gehacktem Oregano abschmecken

Wirkungen: *Qi tonisieren*
Xue (Blut) tonisieren
Yin tonisieren
Eliminiert Hitze und reduziert das Feuer
Reguliert und bewegt das Qi

Tipps: Beim Schälen der Schwarzwurzeln Handschuhe anziehen (oder abwaschen, mit Schale kochen, dann schälen und schneiden) Der Oregano tonisiert das Magen-Qi und wirkt Leber-Qi-Stagnationen entgegen – man kann auch Thymian verwenden, wenn eher das Nieren-Yang und das Wie-Qi (Abwehr-Qi) gestärkt werden soll.

13.4. Snacks nach TCM

Die TCM propagiert – wie sinnvollerweise auch andere Systeme wie Ayurveda oder die TEM – die Aufteilung auf drei Hauptmahlzeiten. Man sollte aber im leistungsorientierten Sport dem erhöhten Energieumsatz genauso Rechnung tragen wie spezifischen Energiebereitstellungsmaßnahmen. Daher können gesunde Snacks durchaus auch ein Thema sein, dem wir in diesem Buch begegnen möchten.

Natürlich dürfen hygienische Probleme nicht provoziert werden – die Gerichte dürfen also für Bakterien zumindest eine Zeit lang keine Vermehrungsmöglichkeiten bieten und sie müssen sich gut transportieren lassen. Auch ist zu berücksichtigen, dass es bei Sportarten wie dem Radfahren durchaus üblich ist, auch unter Belastung feste Nahrung zu sich zu nehmen.

Gerade bei lang andauernden Wettkampf- oder Trainingsbelastungen ist die Bedeutung wärmeliefernder Nahrung nicht zu unterschätzen – die Qi-Produktion wird schneller und effektiver, weil alleine schon die Verdauung entlastet ist. Der Verzehr von solchen Snacks sollte nach sportwissenschaftlichen Aspekten erfolgen, also zeitlich, in Art und Zusammensetzung sowie in Menge dem Bedarf entsprechend. Aus westlicher Sicht dienen Zwischenmahlzeiten dem Erhalt und Aufbau von Energiereserven im Kohlenhydratbereich, direkt nach starken Belastungen auch der Einleitung der regenerativen Maßnahmen.

Aus der Sicht der TCM steht die Produktion von Qi im Vordergrund, direkt nach Belastungen der Aufbau von Yin und Xue.

Reiscakes

F		Einen Topf erhitzen und
E	2 l	Reismilch mit
E	500 g	Süßreis aufkochen und abgedeckt fertig garen, anschließend ausquellen, dann
E	200 g	Rosinen und
E	200 g	süße Apfelstücke zugeben,
E	50 g	Melasse zugeben und
E		etwas Ceylon-Zimt.

Das Ganze dann 1 cm dick auf ein Blech streichen.
Bei 180 Grad 30 Minuten backen,
dann auskühlen und in Stücke schneiden.

Wirkungen: *Qi tonisieren*

Xue (Blut) tonisieren

Yin tonisieren

Yang tonisieren

Transformiert und löst Nässe auf

Löst Schleim auf

Tipps: Die Originalversion wird mit Milchreis zubereitet – der Süßreis tonisiert neben dem Qi zusätzlich noch das Yang und Xue (Blut)
Der Reiskuchen war und ist eine typische Verpflegung für Radfahrer, ist aber grundsätzlich für lange Ausdauerbelastungen interessant

Makirolle mit Avocado und Karotte

M	90 g	Sushireis gründlich waschen und mit
W		einem Stück Kombualge und
W	180 ml	Wasser aufkochen und 20 Minuten ausquellen lassen
H		etwas Reisessig mit
F		ganz wenig Bio-Orangenschale
E		Rohrohrzucker
M		wenig gehacktem Ingwer sowie
W		etwas Steinsalz aufkochen und unter den Reis mischen, dann
W		auf Noriblätter streichen und etwas
H		Weizenkleie aufstreuen
F		etwas Basilikum auflegen sowie
E		Avocadostreifen und
E		weich gegarte Karottenstreifen auflegen und mit
E		geröstetem Sesam bestreuen und fest einrollen

Wirkungen: *Qi tonisieren*
Yin tonisieren
Xue (Blut) tonisieren
Jing tonisieren
Transformiert und löst Nässe auf
Eliminiert Leere-Hitze
Reguliert und bewegt das Qi
Beruhigt Shen (Geist)
Löst Schleim auf

Tipps: *Makirollen lassen sich fast beliebig variieren und somit dem Bedarf anpassen, geschälte und gesalzene Gurke würde beispielsweise gut zur Hitzereduktion dienen, besonders bei Sommerhitze, sehr weich gedünsteter Kürbis wäre gut, um Qi und Xue (Blut) zu tonisieren, Lauch würde eher das Yang tonisieren*
Auch die Kräuter lassen sich variieren je nach Bedarf

Hirseauflauf mit Trockenfrüchten

F		Einen Topf erhitzen und darin
E	700 ml	Reismilch aufkochen
E	180 g	heiß abgewaschene Goldhirse einstreuen und weich dünsten. Anschließend vom Herd nehmen und
E	30 g	Melasse zugeben sowie
E	4	Eidotter einrühren
E	30 g	gehackte, getrocknete Feigen zugeben
E	40 g	getrocknete Apfelstücke zugeben
M	3	Eiklar aufschlagen und mit
M		fein gehacktem Ingwer sowie
W		etwas Natursalz und ein wenig
H		Bio-Zitronenschale und etwas
F		Bio-Orangenschale unterheben
E		in gebutterte, gebröselte Förmchen geben und
F		bei 200 Grad 55 Minuten backen

Wirkungen: *Qi tonisieren*

Yin tonisieren

Xue (Blut) tonisieren

Transformiert und löst Nässe auf

Löst Schleim auf

Eliminiert Leere-Hitze

Reguliert und bewegt das Qi

Tipps: *Soll Shen (Geist) beruhigt werden, dann noch Cashewnüsse zugeben, Haselnüsse tonisieren Qi und Xue (Blut), Kokosnuss tonisiert vorrangig Yin und Xue (Blut).*

Gemahlene Nelke tonisiert das Nieren-Yang und vertreibt Magen-Kälte und wärmt den mittleren Erwärmer – oft günstig bei Langzeitbelastungen

Süßkartoffel Erdnusslaibchen

E	200 g	Süßkartoffeln geschält sehr fein raspeln und mit
E	100 g	geriebenen Erdnüssen
E	2	Eiern und 2 Dotter
M		gemahlenem Koriander
W		und etwas Natursalz vermischen
H		etwas Weizenkleie zugeben sowie
F		gehackten Oregano und mit
E		Olivenöl knusprig braten

Wirkungen: Qi tonisieren
Yin tonisieren
Xue (Blut) tonisieren
Transformiert und löst Nässe auf
Eliminiert Leere-Hitze

Tipps: Unbedingt frische Erdnüsse verwenden –
keine gesalzenen Snacknüsse
Aus westlicher Sicht liefern Erdnüsse reichlich
Omega 6 Fettsäuren und Magnesium

Gemüse-Reisquiche

E	80 g	kalte Butterflocken mit
E	1	Ei
M		etwas Macis
W		etwas Natursalz und
H	120 g	Dinkelmehl rasch zu einem Mürbteig verarbeiten und 2 Stunden kühl ruhen lassen. Nun den Teig 3 mm dünn ausrollen, eine feuerfeste Form mit dem Teig auslegen, stupfen und 12 Minuten bei 180 Grad blind backen
		Einen Topf mit
F	400 ml	Wasser erhitzen und
E	100 g	Süßreis 45 Minuten kochen und ausquellen
F		Den Ofen vorheizen und darin bei 180 Grad
E	200 g	Süßkartoffel 60 Minuten weich backen, dann schälen, mit
E	4 St.	Dotter vermischen,
E	130 ml	Reismilch zumischen und mit
M		gemahlener Nelke und Maccis sowie
W		Natursalz abschmecken,
H		gehackte Petersilie sowie
F		gehackten Thymian zugeben,
E		den Reis zumischen und das Ganze auf den gebackenen Boden verteilen und bei 200 Grad 35 Minuten backen

Wirkungen: *Qi tonisieren*
Yang tonisieren
Yin tonisieren
Beruhigt Shen (Geist)

Tipps: *Quiche entweder als kleine Portionsquiche backen oder als geschnittenes Tortenstück mitnehmen*
Sonnenblumenkerne zugefügt tonisieren das Qi und das Yin und befeuchten den Darm, Sesam tonisiert das Jing (Essenz), Xue (Blut), Yin und Qi

Hafer-Nuss-Beerenshake

M	500 ml	Haferdrink mit
M	80 g	gekochtem Hafer
W		einer Spur Natursalz
H	20 g	Weizenkleie
H	150 g	Himbeeren
F		einer Prise Kakao
E		gemahlener Vanille
E	60 g	Cashewnüssen
E	20 g	Tahin (Sesammus)
E	80 g	Banane und
E	30 g	Gerstenmalz gut mixen

Wirkungen: *Qi tonisieren*
Yang tonisieren
Yin tonisieren
Xue (Blut) tonisieren
Beugt Verlusten von Jing (Essenz) und Nieren-Qi vor
Transformiert und löst Nässe auf

Tipps: *Kuhmilch tonisiert das Yin und das Qi und eliminiert leere – Hitze - sollte nicht verwendet werden bei Milz - Qi Mangel, Feuchtigkeit und Leere der Mitte.*
Ziegenmilch tonisiert das Jing (Essenz), Xue (Blut), Qi und Yin und löst Nässe auf und Schleim.
Schafmilch tonisiert das Qi und das Yin- sollte nicht verwendet werden bei Feuchtigkeit und Schleim.

Zucchini-Mais-Reisshake

E	100 g	Zucchini würfeln und mit
E	100 g	Maiskörnern in
E	10 ml	Olivenöl anschwitzen und weich dünsten. Dann zusammen mit
M	60 g	gekochtem Süßreis
W	200 ml	Gemüsebrühe
H		etwas Bio-Zitrone sowie
F		etwas gehacktem Zitronenthymian sehr fein im Standmixer pürieren.

Wirkungen: *Qi tonisieren*
Yang tonisieren
Xue (Blut) tonisieren
Eliminiert Hitze und reduziert das Feuer
Eliminiert Hitze, die durch einen Yin-Mangel verursacht wurde

Tipps: *Wer gerne und öfters Shakes selber macht, sollte sich einen hochtourigen Standmixer zulegen, der auch für Püreesuppen etc. bestens geeignet ist.*
Die Konsistenz kann jede nach Gusto mit Gemüsebrühe variieret werden.

Birnen-Dinkel-Shake

H	80 g	sehr weich gekochte Dinkelkörner mit
H	10 g	Zitronenmelisse
F		etwas Bio-Grapefruitschale
F	100 g	rosa Grapefruit
E	200 g	geschälte, süße Birne
M	10 g	Ingwer sowie
W	150 ml	Wasser sehr fein im Mixer pürieren.

Wirkungen: *Qi tonisieren*
Yin tonisieren
Xue (Blut) tonisieren
Eliminiert Hitze und reduziert das Feuer
Eliminiert Hitze, die durch einen Yin-Mangel verursacht wurde
Löst Nahrungsmittelretentionen auf
Bewegt und reguliert das Qi
Bewegt Xue (Blut)
Löst und transformiert Schleim
Eliminiert Hitze und leitet Toxine aus

Tipps: *Die Melisse beruhigt den Geist, das Leber-Yang und wirkt Herz-Feuer und Magen-Feuer entgegen.*
Wer noch speziell das Milz-Qi tonisieren möchte, kann noch Schafgarbe zufügen
Birnen liefern viel Vitamin C für den Zellschutz und zum Aufbau wichtiger Proteinstrukturen wie Kollagen oder Hormone, müssen aber unbedingt geschält werden.

Bananen-Avocadoshake

H	150 ml	Naturjoghurt mit
H		etwas Bio-Zitrone
F	10 g	Basilikum
E	100 g	Banane
E	80 g	Avocado
M		etwas Muskatblüte (Macis) sowie
W	100 ml	Wasser im Mixer sehr fein pürieren

Wirkungen: Qi tonisieren
Yin tonisieren
Xue (Blut) tonisieren
Jing (Essenz) tonisieren
Reguliert den Stuhlgang
Beruhigt Shen (Geist)
Reguliert und bewegt das Qi

Tipps: Avocados immer sehr reif verwenden
Avocados sind Nährstoffbomben – sie enthalten viel ungesättigte Fettsäuren für den Stoffwechsel, viel Lezithin für das Gehirn, zum Zellschutz Vitamin E und Beta-Carotin, für den Proteinstoffwechsel Vitamin B6 und Folsäure sowie Eisen und wie die Banane viel Magnesium für die Energiebereitstellung
Basilikum tonisiert das Yang – speziell von Magen, Lunge und Niere

Melonen-Dinkel-Shake

H	100 g	gekochte Dinkelflocken mit
H	10 g	Erdbeerblättern,
F		etwas Bio Orangenschale
E	300 g	Honigmelone
M	5 g	Ingwer und
W	100 ml	Wasser sehr fein im Mixer pürieren.

Wirkungen: Qi tonisieren
Yin tonisieren
Xue (Blut) tonisieren
Eliminiert Hitze, die durch Yin-Mangel verursacht wurde
Eliminiert Sommerhitze

Tipps: Die Melonen sollten sehr reif sein. Eine Alternative wären Wassermelonen, die auch das Yin noch tonisieren.

14. Kräuter in der Ernährung des Sportlers

Die Phytotherapie kann immer helfen, die Balance zu erhalten und somit in der Küche bestens eingesetzt werden. Man muss natürlich beachten, dass im Grunde jedes Kraut eine Droge ist und jeder Umgang mit Pflanzenbestandteilen sehr verantwortungsbewusst erfolgen sollte. Solange die meisten gängigen Kräuter in der Dosierung im küchentechnischen Bereich bleiben, ist wohl keine Gefahr damit verbunden, Therapien mit Pflanzen müssen ärztlich erfolgen.

Kräuter können sehr oft die Verdauung positiv beeinflussen, sie liefern reichlich Mineralien, Vitamine und sekundäre Pflanzenstoffe und können energetisch zur Feinregulation gut genutzt werden.

Bei Tees gilt die Regel etwa 1 Teelöffel pro 250 ml, meist die Kräuter mit heißem Wasser übergießen und 3–5 Minuten ziehen lassen. Tees nie länger als drei Wochen am Stück konsumieren.

Die Beschreibung einiger Kräuter erfolgt aus der Sicht der TCM.

▶

Qi tonisierend	Yang tonisierend	Yin tonisierend	Kräuter gegen Nahrungsmittelstagnation
Ginseng Gundelrebe Salbei Schafgarbe Schlüsselblume Süßholz	Anis Sternanis Basilikum Bockshornklee Kampferbaum Schnittlauch Thymian Wacholder	Borretsch Eibisch Ockergelber Hohlzahn Isländisch Moos Leinsamen Lungenkraut Vogelmiere Mönchspfeffer	Dill Gerste Liebstöckel Rettich Weißdornfrüchte Mandarinenschale
Kräuter, die Shen beruhigen	**Qi-regulierende Kräuter**	**Blut transportierende Kräuter**	**Blut bewegende Kräuter**
Jasmin Melisse Rose Baldrian Passionsblume Weißdornblüten Eisenkraut	Wermut Bitterorange Mandarinenschale	Brennnessel Brunnenkresse Petersilie Weiße Pfingstrose	Arnika Gänsefingerkraut Herzgespann Pfingstrose Rosmarin
Kräuter, die das Innere wärmen	**Wärmende Kräuter, die kalten Schleim umwandeln**	**Aromatische Kräuter, die Feuchtigkeit umwandeln**	
Beifuß Fenchel Galgant Nelke Ingwer Zimtrinde	Alant Blutwurz Huflattich Walnuss	Angelika Kardamom Koriandersamen Kümmel	

Abb. 37 Kräuter nach energetischen Gesichtspunkten (mod. nach Ploberger)

Lebensmitteltabellen nach Florian Ploberger

Das Wissen um die Wirkung verschiedener Nahrungsmittel sowie deren Kombinationen ist in China weit verbreitet. Jedem Nahrungsmittel wird ein Geschmack sowie eine thermische Wirkung zugeschrieben. So können Speisen individuell, den Bedürfnissen jedes Einzelnen entsprechend, zubereitet werden.

Auf den nächsten Seiten finden Sie eine umfangreiche Tabelle, in der Nahrungsmittel entsprechend den 5 Elementen sowie den thermischen Wirkungen angeordnet sind. Diese Tabelle wurde von Dr. Florian Ploberger erstellt und als Plakat im BACOPA Verlag veröffentlicht (siehe www.bacopa.at)

Element HOLZ

Der saure (suan) Geschmack wird der Wandlungsphase Holz zugeordnet. Saure Nahrungsmittel werden zum Festigen des Nieren-Qi, bzw. zum Bewahren der Körperflüssigkeiten (Jinye) eingesetzt. Sauer unterstützt die Ernährung des Yin, insbesondere des Nieren-Yin, hält das Yin und festigt die Essenz (Jing). In Maßen eingesetzt, stärkt sauer die Leber.
- Sauer-kühl wird oft benutzt, um Hitze in der Leber zu kühlen.
- Indikationen für den sauren Geschmack sind: Diarrhoe (Durchfall), Inkontinenz (Unfähigkeit, den Harn zu halten), übermäßige Schweißsekretion, spontane Spermatorrhoe (nächtliche Samenergüsse), Leukorrhoe (Ausfluss) und andere Flüssigkeitsverluste.
- Ein Überschuss an saurem Geschmack kann eine Leber-Qi-Stagnation begünstigen.
- Kondraindiziert ist der saure Geschmack bei Qi-Stagnation und Magen-Feuer sowie im Anfangsstadium von Erkältungskrankeiten (Grund: Zieht die äußeren „Pathogenen Faktoren" (Xie Qi) ins Köperinnere).

ELEMENT HOLZ				
HEISS	**WARM**	**NEUTRAL**	**ERFRISCHEND**	**KALT**
--	**Getreide**	**Getreide**	**Getreide**	**Getreide**
	Grünkern	Bulgur	Dinkel	Weizenkleie
	Früchte	Couscous	Weizen	Weizensprossen
	Granatapfel	Dinkel	**Gemüse**	**Gemüse**
	Kumquat	**Früchte**	Alfalfasprossen	Sauerampfer
	Pflaume	Brombeere	Essiggurke	**Früchte**
	Fleisch	Himbeere	Gemüse, in Essig	Kiwi
	Huhn	Sonstiges	Kapuzinerkresse	Rhabarber
	Kräuter	Hefe	Sauerkraut	
	Petersilie	**Getränke**	Sojasprossen	
	Getränke	Hagebuttentee	Tomate	
	Kirschsaft		**Früchte**	

ELEMENT HOLZ

HEISS	WARM	NEUTRAL	ERFRISCHEND	KALT
	Sonstiges		Apfel, sauer	
	Balsamico-Essig		Brombeere	
	Essig		Erdbeere	
			Heidelbeere	
			Johannisbeere	
			Kirsche, sauer	
			Mandarine	
			Obst, unreif	
			Orange	
			Preiselbeere	
			Sauerkirsche	
			Stachelbeere	
			Zitrone	
			Fleisch	
			Ente	
			Milchprodukte	
			Dickmilch	
			Frischkäse	
			Joghurt	
			Kefir	
			Sauermilch	
			Sauerrahm	
			Topfen	
			Getränke	
			Brottrunk	
			Fruchtsaft	
			Sauerkrautsaft	
			Weißwein	
			Weizenbier	

Element FEUER

Der bittere (ku) Geschmack wird der Wandlungsphase Feuer zugeordnet. Bitter wirkt abführend, purgierend, harntreibend, austrocknend, beruhigend, entzündungshemmend, blutungshemmend (bei Blut-Hitze), absenkend, toxische Hitze ausleitend und durchblutungsfördernd.
Bittere, thermisch warme Nahrungsmittel stärken das Herz-Qi. Bittere, thermisch kalte kühlen Hitze und beruhigen Feuer.

– Indikationen für den bitteren Geschmack sind: eitrige Entzündungen, Hepatitis (Leberentzündung), Herpes genitalis (Virusinfektion im Genitalbereich), Herpes labialis (Fieberblasen), Insomnia (Schlaflosigkeit), trockene Obstipation (Verstopfung), PMS (Prämenstruelles Syndrom), Dysmenorrhoe (Schmerzen bei der Menstruation), etc.
– Anmerkung: Es ist empfehlenswert, speziell bittere Kräuter am Vormittag einzunehmen. Eine abendliche Einnahme würde das Milz-Qi zu sehr verletzten; auch müssten Patienten auf Grund der diuretischen Wirkung bitterer Kräuter möglicherweise in der Nacht Harn lassen.
– Kontraindiziert ist der bittere Geschmack: bei Körperflüssigkeit-Mangel, Blut- und Yin-Mangel.
– Cave! Bei Obstipation (Verstopfung) durch einen Blut- oder Flüssigkeits-Mangel kann der bittere Geschmack nur symptomatisch und kurzfristig eingesetzt werden. Bei langfristiger Anwendung droht sonst eine weitere Austrocknung.

ELEMENT FEUER

HEISS	WARM	NEUTRAL	ERFRISCHEND	KALT
Fleisch	**Getreide**	**Getreide**	**Getreide**	**Gemüse**
Hammel	Buchweizen	Quinoa	Roggen	Brennessel
Lamm	**Milchprodukte**	**Gemüse**	**Gemüse**	Chicoree
Schaf	Schafskäse	Rosenkohl	Artischocke	Eisbergsalat
Ziege	Ziegenkäse	**Getränke**	Feldsalat	Endiviensalat
Fleisch, gegrillt	Ziegenmilch	Bancha-Tee	Kopfsalat	Löwenzahn
Getränke	**Kräuter**	Pu-Erh-Tee	Pastinake	Radicchio
Cognac	Basilikum	Schwarzer Tee	Rote Bete	
	Bockshornkleesamen		Rucola	
	Bohnenkraut		**Früchte**	
	Kakao		Holunderbeere	
	Kurkuma/Gelbwurz		Pampelmuse	
	Mohn		Quitte	
	Oregano		**Kräuter**	
	Rosmarin		Salbei	
	Thymian		**Getränke**	
	Wacholderbeere		Altbier	
	Wermuth		Grüner Tee	
	Getränke		Kaffee	
	Rotwein		Pils	
			Schwarzer Tee	
			Wasser, heiß	

Element ERDE

Der süße (gan) Geschmack wird der Wandlungsphase Erde zugeordnet. Süß stärkt, nährt und tonisiert (besonders Milz und Magen), diese Organe harmonisiert sie auch; ferner beruhigt es akute Symptome wie Schmerz und Spasmen und wirkt befeuchtend. In Maßen und besonders in Kombination mit thermisch warmen Nahrungsmittel wird das Qi und Yang von Milz und Magen gestärkt.

- Indikationen für den süßen Geschmack sind: Schwächezustände, Körperflüssigkeits-(Jinye)-Mangel bei trockenen Dermatosen (Hauterkrankungen) und trockenem Husten, Spasmen (Krämpfen), Kachexie (Auszehrung des Körpers), Schmerzen und hohes Fieber, etc.
- Übermäßiger Konsum süßer Kräuter und Nahrungsmittel, speziell wenn diese thermisch „kalt" sind, können das Milz-Qi schwächen. Bei vorbestehendem Milz-Qi- und Yang-Mangel mit Feuchtigkeits- und/oder Schleimretention sind süße Kräuter mit befeuchtenden Eigenschaften wie beispielsweise Rx. Glycyrrhizae (Gancao) zu meiden.
- Kontraindiziert ist der süße Geschmack bei Feuchtigkeits- und Schleimerkrankungen.

ELEMENT ERDE				
HEISS	**WARM**	**NEUTRAL**	**ERFRISCHEND**	**KALT**
Kräuter	**Getreide**	**Getreide**	**Getreide**	**Gemüse**
Zimt	Amarant	Hirse	Gerste	Salatgurke
	Süßreis	**Gemüse**	Mais	**Früchte**
	Gemüse	Bohne, grün	**Gemüse**	Kaki
	Fenchel	Erbse	Aubergine	Mango
	Hokkaidokürbis	Flaschenkürbis	Avocado	Wassermelone
	Karotte	Kartoffel	Blumenkohl	
	Süßkartoffel	Kürbis	Broccoli	
	Zwiebel, gebraten	Steckrübe	Champignon	

HEISS	WARM	NEUTRAL	ERFRISCHEND	KALT
	Früchte	Weißkohl	Chinakohl	
	Aprikose	Wirsingkohl	Mangold	
	Kirsche, süß	Yamswurzel	Paprika	
	Korinthe	**Früchte**	Schwarzwurzel	
	Pfirsich	Ananas	Sellerieknolle	
	Rosine	Dattel	Selleriestange	
	Weintraube	Feige	Spargel	
	Öle / Fette	Honigmelone	Spinat	
	Kürbiskernöl	Papaya	Zucchini	
	Rapsöl	Pflaume	**Früchte**	
	Sojaöl	Fleisch	Apfel, süß	
	Walnußöl	Kalb	Banane	
	Samen / Nüsse	Rind	Birne	
	Kokosnuß	**Milchprodukte**	Brombeere	
	Pinienkern	Butter	Erdbeere	
	Pistazie	Dickmilch	Heidelbeere	
	Walnuß	Kuhmilch	Himbeere	
	Sonstiges	Käse	**Sojaprodukte**	
	Maroni	Sahne	Sojamilch	
	Kokosmilch	**Kräuter**	Tofu	
	Getränke	Safran	**Öle / Fette**	
	Fencheltee	**Süssmittel**	Distelöl	
	Honigwein	Honig	Leinöl	
	Likör	Malz	Olivenöl	
	Portwein	Marzipan	Sesamöl	
	Wein, süß	Melasse	Sojaöl	
		Süßholz	Sonnenblumenöl	
		Vollrohrzucker	Weizenkeimöl	→
		Nüsse / Samen	**Kräuter**	

ELEMENT ERDE				
HEISS	**WARM**	**NEUTRAL**	**ERFRISCHEND**	**KALT**
		Erdnuß	Estragon	
		Haselnuß	**Süssmittel**	
		Kürbiskern	Ahornsirup	
		Mandel	Fabrikzucker	
		Sesam	**Samen / Nüsse**	
		Sonstiges	Cashewkern	
		Austernpilz	Sonnenblumenkern	
		Ei	**Sonstiges**	
		Shitakepilz	Kuzu	
		Vanille	Pfeilwurzelmehl	
		Getränke	**Getränke**	
		Süßholztee	Apfel-/Birnensaft	
		Traubensaft	Gemüsesäfte	
			Kamillentee	
			Maishaartee	
			Orangenblütentee	

Element METALL

Der scharfe (xin) Geschmack wird der Wandlungsphase Metall zugeordnet. Scharf stärkt das Lungen-Qi und zerstreut äußere „Pathogene Faktoren", welche die äußere Körperschicht (biao) befallen haben. Darüber hinaus fördert der scharfe Geschmack die Zirkulation von Qi, insbesondere die verteilende Funktion der Lunge, sowie die Zirkulation von Blut. Einige scharfe Nahrungsmittel machen die Meridiane durchgängig.

- In den meisten Fällen sind scharfe Kräuter thermisch warm. Es gibt nur wenige scharfe, thermisch kühle Kräuter wie zum Beispiel die Pfefferminze (Hb. Menthae).
- Indikationen für den scharfen Geschmack sind: Anfangsstadium von Erkältungskrankheiten, Allergien, einige dermatologische Erkrankungen, Myome, Rheuma, etc.
- Übermäßiger Konsum von scharfen, thermisch heißen Nahrungsmitteln und Kräutern begünstigt die Entwicklung eines Lungen-Yin-Mangels.
- Bei Stagnationen mit konsekutiver Hitzeentwicklung wie z.B. Leber-Qi-Stagnation mit aufsteigendem Leber-Yang eventuelle Verstärkung der Hitzesymptome durch scharfe, thermisch heiße Nahrungsmittel und Kräuter.
- Kontraindiziert ist der scharfe Geschmack bei Qi-Mangel, Spasmen (Krämpfen), Sehstörungen und Vertigo (Drehschwindel). Auch bei Hauterkrankungen mit Blut-Hitze sind scharfe, thermisch heiße Nahrungsmittel und Kräuter kontraindiziert.

ELEMENT METALL

HEISS	WARM	NEUTRAL	ERFRISCHEND	KALT
Kräuter	**Getreide**	**Gemüse**	**Getreide**	--
Cayennepfeffer	Hafer	Rettich, schwarz	Reis	
Chilipulver, -schote	**Gemüse**	**Fleisch**	**Gemüse**	
Curry	Frühlingszwiebel	Kaninchen	Kohlrabi	
Fenchel	Lauch (Porree)	Pute	Kresse	
Ingwer, getrocknet	Meerrettich		Radieschen & -Sprossen	
Muskat	Zwiebel, roh			
Nelke	Fleisch		Rettich, weiß	
Pfeffer	Fasan		Fleisch	
Piment	Gans		Hase	
Sternanis	Hirsch		**Kräuter**	
Zimtrinde	Rebhuhn		Salbei	
Getränke	Reh		**Getränke**	
Alkohol, hochprozentig	Wachtel		Champagner	
	Wildhase		Pfefferminztee	
Glühwein	Wildschwein		Weißwein trocken	
Yogi-Tee	**Milchprodukte**			
Whisky	Harzer Käse			
Wodka	Münsterkäse			
	Schimmelkäse			
	Getränke			
	Reiswein (Sake)			
	Kräuter			
	Basilikum			
	Beifuß			
	Bohnenkraut			
	Dill			
	Estragon			
	Ingwer, frisch			

ELEMENT METALL				
HEISS	WARM	NEUTRAL	ERFRISCHEND	KALT
	Kardamom			
	Knoblauch			
	Koriander			
	Kreuzkümmel			
	Kümmel			
	Liebstöckel			
	Lorbeer			
	Majoran			
	Orangenschalen			
	Oregano			
	Schnittlauch			
	Senf			
	Thymian			

Element WASSER

Der salzige (xian) Geschmack wird der Wandlungsphase Wasser zugeordnet. Der salzige Geschmack wird durch den hohen Kochsalzkonsum in unserer Gesellschaft in vielen Fällen schon übermäßig verwendet. In der Therapie muss deshalb zwischen einer Kochsalzrestriktion und der Anwendung einzelner, spezifisch wirkender Substanzen mit salzigem Geschmack differenziert werden.
– Salzig stärkt das Nieren-Qi, nährt das Yin, senkt das Yang ab, und wirkt aufweichend, fördert den Stuhlgang und regt die Diurese an.
– Für das Verständnis des salzigen Geschmackes ist Folgendes wichtig: manche behaupten, der salzige Geschmack wirkt austrocknend; andere wiederum behaupten, er wirkt befeuchtend. Beide haben Recht! Man muß sich nur die Wirkung von Glaubersalz vor Augen halten: Im Bereich des Darmes wirkt Mirabilitium befeuchtend, im restlichen Körper austrocknend.
– Indikationen für den salzigen Geschmack sind: Vertigo (Schwindel), Tinnitus (Ohrensausen), Konjunktivitis (Bindehautentzündung), Lymphknotenschwellungen, Knoten in der Schilddrüse, Hitzewallungen, etc.
– Ein übermäßiger Konsum des salzigen Geschmackes schwächt das Nieren-Yin.
– Kontraindiziert ist der salzige Geschmack bei manchen Formen von Hypertonie (Bluthochdruck).

ELEMENT WASSER				
HEISS	**WARM**	**NEUTRAL**	**ERFRISCHEND**	**KALT**
	Fleisch	Hülsenfrüchte	Hülsenfrüchte	Algen
	Salami	Bohne	Azukibohne	Hijiki, Iziki, Kombu, Nori, Wakame
	Fleisch, gepökelt	Erbse	Kichererbse	
	geräuchert, gesalzen und luftgetrocknet	Linse	Fisch etc.	Fisch etc.
		Sojabohne, schwarz	Auster	Kaviar
	Milchprodukte	Fisch etc.	Kavier	Sonstiges
	Parmesankäse	Barsch	Tintenfisch	Agar-Agar
	Fisch etc.	Forelle	Sonstiges	Miso
	Aal	Heilbutt	Mu-Erh-Pilz	Salz
	Garnele	Kabeljau	Olive	Sojasoße (Tamari)
	Hummer	Karpfen	Umeboshi-Pflaume	Getränke
	Krabbe	Lachs		Mineralwasser
	Krebs	Sardelle		Wasser, kalt
	Languste	Scholle		
	Miesmuschel	Fleisch		
	Shrimps	Schwein		
	Thunfisch			
	Fisch, geräuchert			

Glossar

FACHAUSDRÜCKE

Acetyl CoA	Acetyl-Coenzym A = aktivierte Essigsäure, universelles Zwischenprodukt im Zellstoffwechsel
ADP	Adenosindiphosphat
Aerobe Glycolyse	Abbau der Glucose bei Sauerstoffpräsenz zu Pyruvat
Anaerobe Glycolyse	Abbau der Glucose ohne Sauerstoffpräsenz zu Laktat
AMP	Adenosinmomophosphat
ATP	Adenosin-Triphosphat
Citratzyklus	Zitronensäurezyklus, Krebszyklus, wichtigste zyklische Reaktionsfolge für den oxidativen Endabbau der Proteine, Fette und Kohlenhydrate zu CO_2 und H_2O
Cytosol	Flüssige Bestandteile des Cytoplasmas
Fructose	Fruchtzucker
Gluconeogenese	Neuaufbau von Zuckern aus Nicht- Zuckern
Glucose	Traubenzucker
Glycogen	Polysaccharid, Reservezucker von Leber und Muskel
Glycolyse	Abbau von Glycose
HF	Herzfrequenz
Hexose	Aus sechs C-Atomen aufgebaute Aldosen, eine bedeutende Gruppe der Monosaccharide
HMV	Herzminutenvolumen
Kompartiment	Gedanklich konstruierter oder räumlich darstellbarer Teilbereich des menschlichen Körpers bzw. seiner Elemente
KP	Kreatinphosphat
Laktat	Salz der Milchsäure
Mitochondrien	Zellorganellen für Energiestoffwechsel und andere Stoffwechselprozesse
Monosaccharide	Einfachzucker
NAD, NADH	Nicotinsäureamid-adenin-dinucleotid. NAD+ entspricht der oxidierten Form, NADH (+ H+) der reduzierten Form des Pyridinteils im Coenzym
Pyruvat	Brenztraubensäure – Zwischenprodukt im Zuckerstoffwechsel der Zelle
ß-Oxidation	In den Mitochondrien ablaufender Hauptweg des Fettsäureabbaus
SV	Schlagvolumen
VO2 Max.	Maximale Sauerstoffaufnahme

TCM-AUSDRÜCKE

Cheng-Zyklus	Überkontrolle	Sheng-Zyklus	Hervorbringungs-Zyklus
Dachang	Dickdarm	Taiyang	Dünndarm/Blase
Daimai	Gürtelgefäß	Tan	Schleim
Dan	Gallenblase	Wei Qi	Abwehr Qi
Dumai	Lenkergefäß	Wie	Magen
Fei	Lunge	Wu Xing	Fünf Wandlungsphasen
Fu Organe	Hohlorgane (Dünndarm, Gallenblase, Magen, Blase, Dickdarm, San Jiao)	Wu	Fünf
		Wu-Zyklus	Verspottung
		Xiaochang	Dünndarm
Gan	Leber	Xiefa	Sedierende Methode
Gong	Übung, Fähigkeit	Xin	Herz
Gu Qi	Nahrungs Qi	Xinbao	Perikard/Kreislauf
Hun	Wanderseele, ätherische Seele	Xu	Mangel, Leere
Jin Ye	Körperflüssigkeiten	Xue	Blut
Jin	Dünnflüssige, klare Anteile der Körperflüssigkeiten	Yang-Organe	Dünndarm, Gallenblase, Blase, Magen, Dickdarm, Dreifach-Erwärmer
Jing	Essenz, Nierenessenz		
Jueyin	Leber/Kreislauf	Yangming	Magen/Dickdarm
Ke-Zyklus	Kontroll-Zyklus	Yin-Organe	Niere, Leber, Milz, Lunge, Herz
Mai	Gefäß, Puls	Zang	Speicherorgane
Mingmen	Yangaspekt der Nieren, Tor der Vitalität, Lebensfeuer	Zhi	Willenskraft
		Zhongmai	Zentralgefäß
Pi	Milz		
Po	körperliche Seele		
Qi	Energie		
Qing Qi	Atemluft Qi, klares Qi		
Renmai	Konzeptionsgefäß		
San Jiao	Dreifacher Erwärmer		
Shaoyang	Herz/Niere		
Shen	Geist, Seele, auch: Niere		

Quellenverzeichnis

Biesalski, H., Grimm, P., Taschenatlas der Ernährung, Thieme, Stuttgart 2001

Bridges, Lilian, Gesichtsdiagnose in der TCM, Elsevier Verlag, München 2005

Brockhaus der Ernährung, Mannheim 2008

Brouns, F., Kovacs, S., Optimale Zusammensetzung eines Sportgetränks, TW Sport Med., 1996

Brouns, F., u.a., Reaktive Hypoglykämie, Dt. Zeitschr. Sportmed. 42, 1991

Bundesministerium für Gesundheit und Frauen, Österreichischer Ernährungsbericht, Wien 2003 & 2008

Burgerstein, Nährstoffe, Haugverlag, Stuttgart 2007

Elmadfa, I., Leitzmann, C., Ernährung des Menschen, UTB, Stuttgart 2004

Engelhard, Ute, Chinesische Diätetik, Urban und Fischer Verlag, München 1997

Focks, Claudia, Dr., Hillenbrand, Norman, Dr., Leitfaden Chinesische Medizin, Urban und Fischer Verlag, Marburg 1997

Friedrich, W., 2006, Optimale Sporternährung, Spitta Verlag, Balingen

Geiss, K., Hamm, M., Handbuch Sporternährung, rororo, Reinbeck 2004

Großhauser, M., Ernährung im Triathlon, spomedis GmbH, Hamburg 2010

Harris, J.A., Benedict, F.G.: A Biometric Study of Basal Metabolism in Man. Carnegie Institution of Washington. Publ. No. 279, Washington D.C. 1919

Haber. P., Tomasits, J., Dr., Leistungsphysiologie, Springer Verlag, Wien New York 2011

Horn, F., u.a., Biochemie des Menschen, Thieme, Stuttgart, 2005

Kaspar, H., Ernährungsmedizin und Diätetik, Elsevier Verlag, München 2004

Kiefer,I., Brainfood, Fit im Kopf, Kneippverlag, Leoben 2005

Kiefer,I., Stressfood, Fit im Kopf, Kneippverlag, Leoben 2007

Konopka, P., Sporternährung, BLV, München 2002

Leitzmann, C, Watzl.B., Bioaktive Substanzen in Lebensmitteln, Hippokrates Verlag, Stuttgart 2000

Leitzmann, C., Ernährung in Prävention und Therapie, Hippokrates Verlag, Stuttgart, 2001

Leitzmann, c., et al., Alternative Ernährungsformen, Hippokrates Verlag, Stuttgart, 1999

Maciocia, Giovanni, Die Grundlagen der Chinesischen Medizin, Verlag für ganzheitliche Medizin, Kötzing 1997, 2008

Markworth, P., Sportmedizin, Rororo, Hamburg 1983

Temelie, B.; Trebuth, B., Ernährung nach den fünf Elementen, Joy Verlag, Sulzberg 2004

Von Blarer et al., Nahrungsmittel und Chinesische Medizin, Bacopa Verlag, Schiedlberg 2009

McArdle, W., u.a., Sports and Exercises, Baltimore 1991

Neumann, G, Ernährung im Sport, Meyer Verlag, Aachen 2007

Ploberger, F., Krankheitsbilder in der TCM, Bacopa Verlag, Schiedlberg 2006

Ploberger, F., Diagnose und Therapie, Bacopa Verlag, Schiedlberg 2004

Ploberger, F., Grundlagen der Traditionellen Chinesischen Medizin, Bacopa Verlag, Schiedlberg 2007

Ploberger, F., Das Große Buch der westlichen Kräuter, Bacopa Verlag, Schiedlberg 2011

Pscherembel, Klinisches Wörterbuch, de Gruyter, Berlin 2002

Raschka, Ch., Ruf, S., 2012, Sport und Ernährung, Thieme Verlag, Stuttgart

Scheck, Alexandra, Top-Leistung im Sport durch bedürfnisgerechte Ernährung, Philippka Sportverlag, Münster 2005

Scheck, Alexandra, 2011, Ernährungslehre kompakt, Ernährungsumschau, Sulzbach

Souci, Fachmann, Kraut, Lebensmitteltabelle, WV, Stuttgart 2004

Spektrum, Lexikon der Ernährung, Akademischer Verlag, Berlin 2002

Widhalm, K., Ernährungsmedizin, ÖAK, Wien 2000

Yuan, Heping, Chinesische Zungendiagnostik, Elsevier Verlag, München 2005

Abbildungs- und Tabellenverzeichnis

Abb. 1	Yin und Yang	26
Abb. 2	Die vier Wandlungen von Yin und Yang	26
Abb. 3–4	Die Acht Trigramme	26–27
Abb. 5–6	Die Zeichen Yin und Yang	28
Abb. 7	Der Tageszyklus	30
Abb. 8	Entsprechungen von Yin und Yang	31
Abb. 9	Die Verhältnisse von Yin und Yang zueinander	32
Abb. 10	Entsprechungen von Yin und Yang in Bezug auf die Körperstruktur	33
Abb. 11	Entsprechungen von Yin und Yang in Bezug auf klinische Äußerungen	33
Abb. 12	Entsprechungen von Yin und Yang in Bezug auf klinische Manifestationen	34
Abb. 13	Physiologie der fünf Wandlungsphasen	38
Abb. 14	Psychologie der fünf Wandlungsphasen	40
Abb. 15	Die Zahlen der Fünf Elemente	42
Abb. 16	Die Hervorbringungs-Sequenz	44
Abb. 17	Die Kontroll- und Überwindungssequenz	45
Abb. 18	Die Verachtungs-Sequenz	46
Abb. 19	Die Lebenszyklen aus der Sicht der TCM	51
Abb. 20	Die Herkunft des Qi	55
Abb. 21	Herkunft, Umwandlung und Ausscheidung der Körperflüssigkeiten	58
Abb. 22	Berechnungsformel GU	66
Abb. 23	Beispiele für den täglichen Energieumsatz	67
Abb. 24	Mittlerer Energieverbrauch in kcal/kg KG pro Stunde	68
Abb. 25	Die drei wichtigsten ATP-liefernden Substrate im Muskel	72
Abb. 26	Energiespeicher bei Trainierten und Untrainierten	72
Abb. 27	Energiebereitstellung	73
Abb. 28	Vergleich der Brennwerte, des R.Q. sowie des K.Ä.	75
Abb. 29	Aerober Energieverbrauch pro Stunde	76
Abb. 30	Vergleich der Messdaten einer untrainierten gegenüber einer trainierten Person	78
Abb. 31	Herzfrequenz und Sauerstoffaufnahme	78
Abb. 32–33	Standardwerte VO2	79
Abb. 34	Wünschenswerte Zufuhr an Energie liefernden Nährstoffen	83
Abb. 35	Aufteilung der Energiezufuhr	83
Abb. 36	Faktoren der Ernährungsberatung für Sportler	91
Abb. 37	Kräuter nach energetischen Gesichtspunkten	178

Lebensmitteltabellen nach Dr. Florian Ploberger

Element Holz	180–181
Element Feuer	183
Element Erde	184–186
Element Metall	188–189
Element Wasser	191
Fachausdrücke, Tabelle	192
TCM-Ausdrücke, Tabelle	193